介護サービス 生産性向上ガイド

日経ヘルスケア 編

介護現場の悩みを解消する
ケア効率化の手法

発刊に寄せて

　深刻な介護人材不足が続くここ数年、国を挙げた新たな対策として注目されているのが、介護現場の生産性向上の推進です。見守りセンサー等のテクノロジーを活用し、限られた介護職員で質の高いケアを効率的に提供できる体制の構築を目指しています。

　実現の鍵となるのが厚生労働省の政策です。介護事業者向けに「介護サービス事業における生産性向上に資するガイドライン」を策定し、テクノロジー機器の導入を支援する補助制度を拡充。2024年度介護報酬改定では機器の活用などを要件とした「生産性向上推進体制加算」や特定施設入居者生活介護（介護付き有料老人ホームなど）の人員基準緩和の特例措置を導入しました。

　そんな政策の最新動向を踏まえて、介護現場の負担を軽減するケア効率化の考え方や手法を解説したのが本書です。ガイドラインの内容や生産性向上推進体制加算の算定のポイントを分かりやすく説明し、テクノロジー活用で先行する介護施設・介護サービス事業所の実例を紹介しました。多くの介護事業者の方々のお役に立てることを願っています。

2024年11月

日経ヘルスケア編集長　吉良　伸一郎

CONTENTS 目次

第1章 介護事業者に生産性向上が求められる背景と国の政策 05
DX推進で介護業務を効率化
目指すは介護人材不足の克服

第2章 「生産性向上ガイドライン」に沿った業務改善の取り組み 33
生産性向上ガイドラインの留意点
PDCAサイクルに基づき課題を解決

第3章 「生産性向上推進体制加算」「特定施設の人員基準緩和の特例措置」のポイント 61
PART1 「生産性向上推進体制加算」のポイント —— 62
　　　ガイドラインへの対応が要件に
　　　上位加算はICT活用の「成果」を報告
PART2 「特定施設の人員基準緩和の特例措置」のポイント —— 80
　　　総時間に占める直接ケアの増加が要件
　　　提出データは介護職員・利用者の「全員」

第4章 介護事業者の生産性向上を支援する行政の取り組みと補助制度 89
介護DX推進の成果に数値目標を設定
ICT機器の導入支援の補助金を拡充

CONTENTS

第5章 先進的な介護事業者のケースに見る生産性向上のヒント 103

CASE1 社会福祉法人友愛十字会「砧ホーム」／東京都世田谷区──104
特養の職員配置を「2.7対1」に効率化
業務改善の成果で内閣総理大臣賞を受賞

CASE2 (株)リフシア「リフシア松林」／神奈川県茅ヶ崎市──121
介護業務を補助するケアサポーターを戦力化
介護職員数の抑制と残業時間削減を実現

CASE3 社会福祉法人善光会「フロース東糀谷」／東京都大田区──136
自法人の研究機関で200種類の機器の性能を実証
いち早く上位の生産性向上推進体制加算(I)を算定

CASE4 ＳＯＭＰＯケア(株)／東京都品川区──142
特定施設の人員基準緩和の承認に向けて体制を整備
自社システムのデータ活用で各施設の業務改善を支援

CASE5 社会福祉法人若竹大寿会／横浜市神奈川区──151
再現性重視の業務改善で人員配置を効率化
浮いた利益7000万円分を給与増の原資に

CASE6 愛生館グループ／愛知県碧南市・安城市──160
ICTで夜間の直接巡視を廃止、業務を3割削減
3施設で生産性向上推進体制加算(I)を算定

CASE7 一般社団法人慈恵会・介護老人保健施設「青照苑」／青森市──167
ICTで入浴介助業務を大幅に効率化
全職員の残業時間を8割超削減

CASE8 (株)アズパートナーズ／東京都千代田区──173
「EGAO link」の導入で介護業務を省力化
機能訓練などの充実でケアの質向上も実現

第6章 資料編 195

1 生産性向上推進体制加算の留意点（「生産性向上推進体制加算に関する基本的考え方並びに事務処理手順及び様式例等の提示について」）196

2 特定施設の人員基準緩和措置の留意点（「『指定居宅サービス等の事業の人員、設備及び運営に関する基準』等における生産性向上に先進的に取り組む特定施設等に係る人員配置基準の留意点について」）222

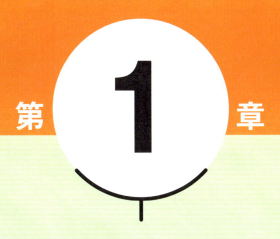

介護事業者に生産性向上が求められる背景と国の政策

DX推進で介護業務を効率化
目指すは介護人材不足の克服

　高齢者人口がピークを迎える「2040年」——。団塊ジュニア世代（1971～74年生まれ）が前期高齢者（65～74歳）になり、75歳以上の後期高齢者と合わせた人口は約4000万人に達すると推定されている。その一方、15～64歳の生産年齢人口は約6000万人に急減し、1人の高齢者を1.5人の現役世代で支えなければならない厳しい時代が到来する。いわゆる社会保障の

図1◎介護分野における国のデジタル推進政策の方向

現状イメージ	今後の取り組みの方向性
先進的な事業所	③先進的な事業所の評価（①②に加え） 規制改革：介護付き有料老人ホームにおける**人員配置基準の特例的な柔軟化等**
生産性向上の**取り組みが進んでいる**事業所	②取り組みをさらに進めるための支援（①に加え） 報酬改定：**デジタル技術等を活用した継続的な生産性向上の取り組みを評価する**「生産性向上推進体制加算」の新設
デジタル等を単に導入している事業所	
取り組みが**進んでいない**事業所	①取り組みが進んでいない事業所へのアプローチ

体制整備	**入所・泊まり・居住系サービス**における**生産性向上**の取り組みのための**委員会設置の義務化**（3年間の経過措置）
資金援助 取り組み支援	ロボット・ICTの**導入補助**、定着支援までを含めた**伴走支援**（補正予算）、**都道府県の窓口設置**
人材育成	伴走支援の人材や事業所の中核人材の育成（**研修支援**）

出典：2023年12月20日「デジタル行財政改革会議」厚生労働大臣提出資料

「2040年問題」だ。介護現場では介護を担う人材の不足が深刻化することが確実視されている。

　直近に目を向ければ、2025年に団塊世代（1947〜49年生まれ）が75歳以上の後期高齢者になる半面、現役世代の人口減少が一段と加速。介護関係職種の有効求人倍率（パートを含む）は2024年8月に4.02倍となり、全職業平均の1.13倍を大きく上回った（厚生労働省「一般職業紹介状況」）。

　限られた介護人材で効率的にケアを提供するため、介護施設・介護サービス事業所の業務改善や生産性向上は国を挙げた大きな課題だ。その取り組みが介護報酬などで幅広く評価された2024年は「介護サービスの生産性向上元年」と呼ぶにふさわしい。

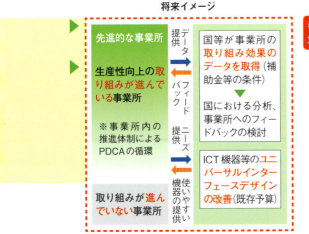

ICT（情報通信技術）導入による業務改善で先行する介護事業者を国は加算報酬や人員配置基準の緩和で後押しする一方、業務効率化が進んでいない事業者には体制整備や機器導入を補助金などでサポート。将来的には介護業界全体で生産性向上が実現するシナリオを描いている（6～7ページ図1、第4章参照）。

生産性向上ガイドラインで業務改善を支援

　厚生労働省の推計によると、75歳以上の後期高齢者が急増し、現役世代が大幅に減少する2040年に必要な介護人材は約272万人。2022年に比べて約57万人増やすことが求められる（図2）。だが、介護人材の採用環境は厳しく、限られた人員体制で介護ニーズに対応するためには、業務の効率化による生産性向上が避けられない。

　こうした問題意識から、厚労省は2018年に「介護サービス事業（施設サービス分）における生産性向上に資するガイドライン」（生産性向上ガイドライン）を策定。その後、居宅サービス、医療系サービスのガイドラインも作成し、それぞれ改訂を重ねている（ガイドラインの活用のポイントは第2章参照）。

　介護現場の生産性向上の目標を、ガイドラインでは「介護サービスの質の向上」と設定。具体的には、業務改善を通じて人材育成、チームケアの強化、情報共有を図り、「働きやすい職場の創出」「職員のモチベーションの向上」で介護人材の確保・定着につなげることを目指している。

図2 ◉ 第9期（2024〜2026年度）介護保険事業計画に基づく介護職員の必要数について

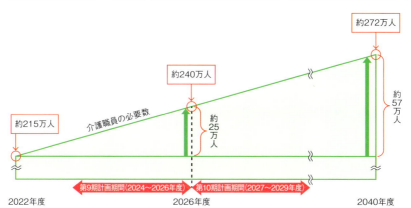

注1）2022年度（令和4年度）の介護職員数約215万人は、「令和4年介護サービス施設・事業所調査」による
注2）介護職員の必要数（約240万人・272万人）については、足下の介護職員数を約215万人として、市町村により第9期介護保険事業計画に位置付けられたサービス見込み量（総合事業を含む）等に基づく都道府県による推計値を集計したもの
注3）介護職員の必要数は、介護保険給付の対象となる介護サービス事業所、介護保険施設に従事する介護職員の必要数に、介護予防・日常生活支援総合事業のうち従前の介護予防訪問介護等に相当するサービスに従事する介護職員の必要数を加えたもの
出典：厚生労働省社会・援護局福祉基盤課福祉人材確保対策室

　さらにガイドラインでは、業務改善を「7つの取り組み」として捉えている。（1）職場環境の整備、（2）業務の明確化と役割分担、（3）手順書の作成、（4）記録・報告様式の工夫、（5）情報共有の工夫、（6）OJT（職場内訓練）の仕組みづくり、（7）理念・行動指針の徹底──である（11ページ表1）。各業務で「3M」（ムリ・ムダ・ムラ）を見つけ出し、その解消の方策を検討して実行。身体介護など「直接介護」の時間を増やす一方、家事援助など「間接業務」の時間を減らし、業務改善でねん出した時間を職員研修や人材育成に充てるというフローだ。

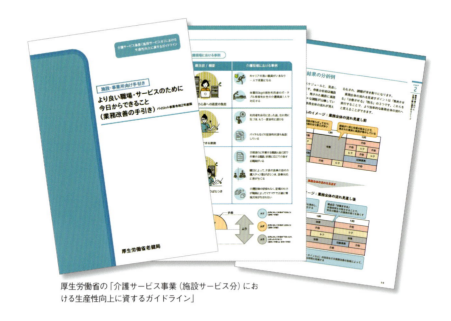

厚生労働省の「介護サービス事業(施設サービス分)における生産性向上に資するガイドライン」

　業務改善はPDCAサイクルに沿って取り組む。ガイドラインでは「準備」「現場の課題の見える化」「実行計画の策定」「改善活動」「振り返り」などのプロセスを手順(1)〜(6)として示している(12ページ図3)。手順(1)で行うのは、プロジェクトチームの発足、リーダーの決定、経営者によるキックオフ宣言など。続く手順(2)では「課題把握シート」「気づきシート」などを用いて課題を見える化し、手順(3)で実行計画を策定する。

　「業務改善の成否は手順(1)〜(3)の『準備』『課題の見える化』などで決まるため、時間をかけて検討してほしい。(4)の『改善活動』から始めると、現場の職員がついてこなくなる」と(株)TRAPE(大阪市淀川区)代表取締役の鎌田大啓氏は話す。同

氏は厚労省の生産性向上ガイドラインの策定に携わり、「介護ロボットの開発・実証・普及のプラットフォーム事業」などで相談業務の委託を受けて生産性向上に取り組む介護事業者の「伴走支援」を手掛けている（30ページ「interview」参照）。

表1◎介護現場における業務改善の7つの取り組み

業務の明確化・役割分担、手順書作成などに取り組めば、業務改善につながる

	BEFORE	AFTER	「砧ホーム」の業務改善の取り組み
①職場環境の整備	整理・整頓ができていないため、資料を探すにも時間がかかる	何がどこにあるか、すぐに把握できるようになる	5S活動（整理・整頓・清掃・清潔・しつけ）、居室担当制による居室環境の整備
②業務の明確化と役割分担 (1)業務全体の流れを再構築	介護職の業務が明確化されていない	業務を明確化し、適切な役割分担を行いケアの質を向上	3M（ムリ・ムダ・ムラ）の解消、勤務シフトの見直し、外部委託業務内容（清掃・給食）の見直し
(2)テクノロジーの活用	職員の心理的負担が大きい	職員の心理的負担を軽減	新たな福祉機器、介護ロボットおよびICTの活用
③手順書の作成	職員によって異なる申し送り	申し送りを標準化	ケア要領の作成と更新（年1回以上）、医療係業務マニュアルの作成
④記録・報告様式の工夫	帳票に何度も転記	タブレット端末やスマートフォンによるデータ入力（音声入力含む）とデータ共有	介護記録ソフトの導入、情報共有ノートのデジタル化、介護係勤務表作成の自動化
⑤情報共有の工夫	活動している職員に対してそれぞれ指示	インカムを利用したタイムリーな情報共有	インカムの導入、議事録押印のデジタル化
⑥OJTの仕組みづくり	職員の教え方にブレがある	教育内容と指導方法を統一	キャリア段位制度の認定者の輩出（年6人）
⑦理念・行動指針の徹底	イレギュラーな事態が起こると職員が自身で判断できない	組織の理念や行動指針に基づいた自律的な行動	年度目標の共有（施設内の掲示）、介護係主任による介護職員面談の実施（6月）

図3◎介護現場における業務改善の手順、ポイント及び使用ツール

<mark>改善活動の準備期間に相当する手順（1）〜（3）が重要に</mark>

	手順	進めるコツ	使用するツール
P	手順1 改善活動の準備をしよう	□ 改善活動をするプロジェクトチームを立ち上げ、プロジェクトリーダーを決める □ 経営層から施設全体への取り組み開始のキックオフ宣言をする □ 外部の研修会を活用する	
P	手順2 現場の課題を見える化しよう	□「課題把握シート」「気づきシート」から課題を抽出する □「因果関係図」「課題分析シート」により課題を構造化する □「業務時間見える化ツール」により業務を定量的に把握する	課題把握シート 気づきシート 課題分析シート 業務時間見える化ツール
P	手順3 実行計画を立てよう	□ 考えられる取り組みを出し合い課題解決までの道筋を描き、「改善方針シート」で整理する □「進捗管理シート」において成果を測定する指標を定める	改善方針シート 進捗管理シート
D	手順4 改善活動に取り組もう	□ まずはとにかく取り組み、試行錯誤を繰り返す □ 小さな改善事例を作り出す	進捗管理シート
C	手順5 改善活動を振り返ろう	□「進捗管理シート」であらかじめ定めた成果指標や観察のポイントを確認する □ うまくいった点、いかなかった点を整理する	進捗管理シート
A	手順6 実行計画を練り直そう	□ うまくいった点、いかなかった点について、分析を加える □ 他の取り組みも含め、実行計画に修正を加える	

出典：「介護サービス事業（施設サービス分）における生産性向上に資するガイドライン」

第1章｜介護事業者に生産性向上が求められる背景と国の政策

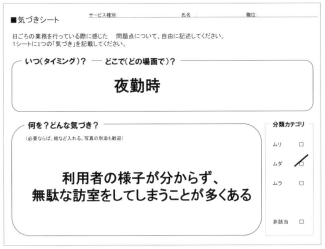

「気づきシート」の記入例

　課題の把握後は、職員同士で業務改善の目的を確認し、必要に応じてICT機器を選定する。ただし、導入後は注意点もある。「見守り機器を設置すれば、夜間の巡視や訪室の回数、職員の歩数が減るのは当然のこと。そのことで職員の働き方や利用者へのケアにどんな改善効果が出ているのか、職員同士で話し合って検証することが重要」と鎌田氏は指摘する。

　例えば、夜勤職員の業務が効率化した結果、「日勤職員への申し送りがスムーズになり、入所者へのケアの負担が軽減された」「職員が業務の準備をしやすくなった」「入所者とのコミュニケーションが増えた」というケース。「機器の導入前と比較できる具体的なデータがあると成果を実感しやすい。さらに職員たちが成功体験のエピソードを共有すれば、士気が一段と向上する」と鎌田氏は語る。

表2◎主な課題と改善策案（例）

主な課題	導入機器（分野）	目指す方向性	改善策案
夜勤職員の業務負荷軽減	見守り支援	✓「定時巡視廃止」による、職員の負担軽減と生産性向上を目指す	✓ 夜間の定時巡視を廃止。それに伴い、居室変更を行い、訪室回数の削減を図る ✓ 削減できた時間で、日勤帯の業務を夜間で対応する等工夫する
利用者の安眠確保		✓ 安眠を提供できるよう、適切な訪室を実施し、利用者の睡眠を妨げない夜間見守りを目指す	✓ 見守り支援機器により、居室で動いている様子を画像で把握する ✓ 睡眠中の定時巡回ではなく、利用者が起きているタイミングに訪室を行う
転倒・転落防止		✓ 夜間帯の転倒・転落事故やヒヤリハットを減少させ、利用者が安全に夜間帯の生活が送ることができるようにする	✓ 転倒・転落リスク評価を行い、起き上がり、端座位、離床の動作が早い利用者に対し、見守り支援機器を導入し、利用者の覚醒状況を踏まえ訪室を行う
データに基づいたケア		✓ ベテラン職員の経験と勘に基づくアセスメントだけでなく、若手職員の参考となる定量的なデータも確認し、アセスメント、課題分析、ケアプラン作りの標準化を目指す	✓ 見守り支援機器を導入し、利用者の正確なデータを収集する ✓ 収集したデータに基づいて利用者の状態を評価し、適切なケアプラン作成に反映する
移乗支援時の職員の身体的負担の軽減	移乗支援（装着）	✓ 2人介助で移乗支援を行っている利用者に対し、1人介助とする ✓ ベッド上で過ごすことの多い利用者の移乗機会を増やす	✓ 1日の中で、できるだけ同じ職員が移乗支援（装着型）の機器を装着し、脱着時間を減らし、オペレーションを効果的に運用する ✓ 装着した職員が対象となる利用者の移乗支援を行う
	移乗支援（非装着）		✓ 移乗支援機器による介助が望ましい利用者を選定し、機器を用いた移乗支援を行う方針であることをケアプランに位置づけ実施する
中腰姿勢による職員の腰への負担軽減	移乗支援（装着）	✓ 移乗支援機器により、中腰姿勢を補助することで、職員の腰痛防止を目指す	✓ 離床介助、入浴介助、ベッドメイキング・おむつ交換の場面で活用する

第 1 章 | 介護事業者に生産性向上が求められる背景と国の政策

主な課題	導入機器（分野）	目指す方向性	改善策案
利用者の負担軽減	移乗支援（非装着）	✓ 利用者の移乗介助時の恐怖心の緩和につなげる ✓ 職員が抱え上げることによる無理な移乗介助によるあざの発生等を防ぐ	✓ 移乗支援機器（非装着型）を用いた、無理のない移乗介助を提供する。その際には、声を掛けながら適切に移乗支援を行う
利用者の要望に合わせたトイレ誘導	排泄支援	✓ 利用者の尿意を可視化、排尿リズムを把握し、後手の対応から先手の対応に変える（定時での排泄ケアの提供から、利用者の状況に合わせたタイムリーなケア提供に変更） ✓ 尿のたまり具合の可視化と、データを用いたトイレ誘導を実践する	✓ 排尿リズムを把握することで、利用者の生活リズムに合わせた排泄ケアを提供する ✓ 機器のアラート機能や尿のたまり具合の可視化を通じて、排泄ケアのオペレーションを変更する ✓ データを確認し、排尿の頻度（少ない、多い）などから、適宜看護職と連携する
記録業務の効率化	介護業務支援	✓ メモ等から記録への転記等の二度手間を無くし、介助内容に関する記録の時間を適正化する ✓ 既存ではスマートフォンやタブレット端末を使って入力していた業務について、音声入力を活用することで職員間の入力業務への慣れの差や記録の質を改善する	✓ 介助後、すぐその場で利用者の状態や介助内容を音声入力することで記録を行う ✓ 送迎等の待ち時間で、音声による記録を行い、効率的に記録業務を実施する
職員同士の円滑な情報共有	インカム	✓ 離れた場所にいる職員を探しに行ったり、大きな声で呼びかけたりすることなく、インカムを通じて、スムーズに連絡・相談を行う ✓ ナースコール対応や医療処置が必要な場合の介護職員から看護職員への連絡をインカムを活用して行う	✓ 職員間報告や相談事項について、その場を離れずに情報共有を行う ✓ 緊急時等の看護職員への連絡についても、館内放送ではなく、インカムを活用して迅速に行う

出典:「介護ロボットのパッケージ導入モデル」

生産性向上ガイドラインと併せて、厚労省が作成した手引書「介護ロボットのパッケージ導入モデル」も参考にしたい。介護現場の主な課題とICT機器を使った改善策の具体例を示し、ICT機器の活用のポイントを解説している（14〜15ページ表2）。

業務改善で先行する介護事業者も

　「今では厚労省のガイドラインを当施設の業務改善活動のバイブルにしている」。こう話すのは、社会福祉法人友愛十字会（東京都世田谷区）の特別養護老人ホーム「砧ホーム」（従来型、定員60人）前施設長の鈴木健太氏。同氏は全国老人福祉施設協議会（老施協）のロボット・ICT推進委員会幹事も務めている。

　砧ホームは2010年代に周辺地域の特養の増加、介護人材不足に直面したのを機に業務改善に着手し、ICT機器などの活用で介護職員の少数精鋭化を実現。都内の特養の職員配置が平均2対1程度である中、人員基準の3対1に近い「2.7対1」を維持する。職員の有給休暇の取得率は100％に達し、新規に採用した常勤職員の離職率はゼロだ。働きやすい職場づくりが評価され、2023年8月には内閣総理大臣賞を受賞した（第5章104ページCASE1参照）。

　同施設が業務改善を実施した時期はガイドラインの策定前だが、「策定後に内容を見ると、『7つの取り組み』はいずれも砧ホームの活動と重なった。特に『業務の明確化と役割分担』に注力した」と鈴木氏は振り返る。

第1章｜介護事業者に生産性向上が求められる背景と国の政策

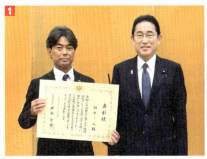
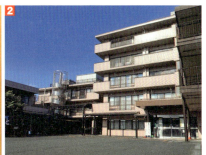
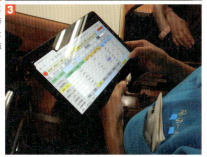

1「介護職員が働きやすい職場づくり」で2023年8月に内閣総理大臣賞を受賞した社会福祉法人友愛十字会の特別養護老人ホーム「砧ホーム」の施設長（当時）を務めた鈴木健太氏（左）。右は岸田文雄首相（当時）　**2 3** 同施設ではICT化の取り組みも進んでいる

　例えば、入浴介助の業務。3M解消の観点から、担当職員の業務を効率化し、配置人数を減らした。「それまで個浴（個別入浴）を重視していたが、介護職員の負担が大きく、時間もかかっていた。そこで座位を取れない入所者に個浴が必要なのか、職員と話し合いを重ねた」（鈴木氏）。

　検討の末、「職員ファーストあってこその入所者ファースト」との結論に至り、業務フローの変更を決定。入所者の機能に着目して（1）歩行が可能、（2）座位が可能、（3）座位が困難──の3タイプに分類し、それぞれに適した個浴や特殊浴槽など3種類の浴槽ごとに介護職員を配置する体制に改めた。1日の入浴介助

の対象を２タイプに限定したことで担当職員が３人から２人に減り、ケアの効率化で業務の時間が短縮した。

インカムの導入で職員間の情報共有も迅速化。「入浴介助時に入所者の傷の状態などを介護職員が確認した場合、以前は看護師を呼びに行く手間が発生していた。インカム導入後は『○○さんの処置をお願いします』などと伝えれば済む」と鈴木氏は語る。

砧ホームでは毎年度の事業計画を業務改善の「７つの取り組み」に沿って作成し、達成状況を常に確認している（11ページ表１）。さらに同法人が運営するもう１つの特養「友愛荘」（東京都町田市）で鈴木氏は2023年４月に施設長に就任し、砧ホームと同様の活動に取り組んでいる。

老施協では2021～2022年度に「介護ICT導入モデル事業」を全国８施設の特養で実施しており、砧ホームもその１つ。これらの施設を「生産性向上の研修機関」と位置付け、2023年度から会員施設向けに業務改善のノウハウの横展開を図っている。

生産性向上推進体制加算の要点は？

冒頭で述べた通り、2024年度介護報酬改定では生産性向上を推進する項目が多数盛り込まれた。

その１つが、生産性向上の取り組みを目的とした委員会の設置の義務化。対象は介護保険施設及び居住系、短期入所系、多機能

系のサービスだ。ガイドラインなどを参考に介護現場の課題を抽出・分析した上で、利用者の安全や介護サービスの質の確保、職員の負担軽減を図る方策を委員会で検討しなければならない（**第2章36ページ表1参照**）。運営基準では3年間の経過措置が設けられた。

さらに、これらのサービスではICT機器の導入やデータ提出などを要件とする「生産性向上推進体制加算」が創設された。加算（Ⅰ）（100単位／月）と加算（Ⅱ）（10単位／月）の2区分がある（20ページ図4）。自治体の補助金がICT機器の導入を支援するのに対し、加算収入はランニングコストの一部を賄う（**加算の算定のポイントは第3章62ページ以降参照**）。

留意したいのが、同加算の算定要件にある委員会の開催頻度。運営基準では「定期的に開催する」程度の定めだが、加算では「3カ月に1回以上」の開催が要件化されている。その上で、（1）利用者の安全及びケアの質の確保、（2）職員の負担の軽減及び勤務状況への配慮、（3）介護機器の定期的な点検、（4）職員に対する研修——について必要な検討を行うことが求められる（21ページ表3）。

大きなポイントは、各種のICT機器の設置が求められる点だ。（1）見守り機器、（2）職員間の連絡調整の迅速化に資するインカム等のICT機器、（3）介護記録の作成の効率化に資する介護記録ソフト等のICT機器——の導入が必須となる。上位区分の加

図4 ◎ 生産性向上推進体制加算の概要

対象となるのは、施設系、居住系、短期入所系、多機能系のサービス

生産性向上推進体制加算（Ⅰ） **100単位／月**
● （Ⅱ）の要件を満たし、（Ⅱ）の業務改善の効果を示すデータ等（※1）で「成果」が確認されていること ● 見守り機器等のテクノロジー（※2）を複数導入していること ● 職員間の適切な役割分担（いわゆる介護助手の活用等）の取り組み等を行っていること ● 1年以内ごとに1回、業務改善の効果を示すデータ等（※1）の提供（オンラインによる提出）を行うこと 注：生産性向上に資する取り組みを従来より進めている施設等では、（Ⅱ）のデータによる業務改善の成果と同等以上のデータを示す等の場合には、（Ⅱ）の加算を取得せず、（Ⅰ）の加算を取得することも可能

生産性向上推進体制加算（Ⅱ） **10単位／月**
● 利用者の安全、介護サービスの質の確保、職員の負担軽減に資する方策を検討するための委員会（表3）を開催して必要な安全対策を講じ、生産性向上ガイドラインに基づいた改善活動を継続的に行っていること ● 見守り機器等のテクノロジー（※2）を1つ以上導入していること ● 1年以内ごとに1回、業務改善の効果を示すデータ等（※1）の提供（オンラインによる提出）を行うこと

（※1）業務改善の取り組みによる効果を示すデータ等について
●（Ⅰ）で提供を求めるデータは以下の項目とする 　ア　利用者のQOL等の変化（WHO-5等） 　イ　総業務時間及び当該時間に含まれる超過勤務時間の変化 　ウ　年次有給休暇の取得状況の変化 　エ　心理的負担等の変化（SRS-18等） 　オ　機器の導入による業務時間（直接介護、間接業務、休憩等）の変化（職員向けタイムスタディー調査） ●（Ⅱ）で求めるデータは、（Ⅰ）で求めるデータのうちアからウの項目とする ●（Ⅰ）で「業務改善の取り組みによる成果が確認されていること」とは、ケアの質が確保（アの悪化が見られない）された上で、職員の業務負担の軽減（イが短縮、ウが維持または向上）が確認されることをいう

（※2）見守り機器等のテクノロジーの要件
● 見守り機器等のテクノロジーとは、以下のアからウに掲げる機器をいう 　ア　見守り機器 　イ　インカム等の職員間の連絡調整の迅速化に資するICT（情報通信技術）機器 　ウ　介護記録ソフトウエアやスマートフォン等の介護記録の作成の効率化に資するICT機器（複数の機器の連携も含め、データの入力から記録・保存・活用までを一体的に支援するものに限る） ●「見守り機器等のテクノロジーを複数導入すること」とは、少なくともアからウまでに掲げる機器を全て使用することであり、その際、アの機器は全ての居室に設置し、イの機器は全ての介護職員が使用すること。なお、アの機器の運用については、事前に利用者の意向を確認することとし、当該利用者の意向に応じ、機器の使用を停止する等の運用は認められるものであること

出典：2024年1月22日社会保障審議会・介護給付費分科会 参考資料1

算（Ⅰ）では全居室に見守り機器を設置しなければならない。また加算（Ⅰ）（Ⅱ）のいずれの場合も、インカム等は同一時間帯に勤務する全介護職員が使用することが条件だ。その上で、加算（Ⅱ）は（1）〜（3）の機器のうち1つ以上、加算（Ⅰ）は全ての機器の導入で要件をクリアできる。

表3◎「生産性向上推進体制加算」の算定要件で求められる委員会の検討事項

(1) 利用者の安全及びケアの質の確保
① 見守り機器等から得られる離床の状況、睡眠状態やバイタルサイン等の情報を基に、介護職員、看護職員、介護支援専門員その他の職種が連携して、見守り機器等の導入後の利用者等の状態が維持されているかを確認
② 利用者の状態の変化等を踏まえた介護機器の活用方法の変更の必要性の有無等を確認し、必要な対応を検討
③ 見守り機器を活用する場合、安全面から特に留意すべき利用者については、定時巡回の実施についても検討
④ 介護機器の使用に起因する施設内で発生した介護事故またはヒヤリ・ハット事例（介護事故には至らなかったが介護事故が発生しそうになった事例）の状況を把握し、その原因を分析して再発の防止策を検討

(2) 職員の負担の軽減及び勤務状況への配慮
実際に勤務する職員に対して、アンケート調査やヒアリング等を行い、介護機器等の導入後における次の①から③までの内容をデータ等で確認し、適切な人員配置や処遇の改善の検討等を実施
① ストレスや体調不安等、職員の心身の負担の増加の有無
② 職員の負担が過度に増えている時間帯の有無
③ 休憩時間及び時間外勤務等の状況

(3) 介護機器の定期的な点検
① 日々の業務の中で、あらかじめ時間を定めて介護機器の不具合がないことを確認するなどの不具合のチェックを行う仕組みを設ける
② 使用する介護機器の開発メーカー等と連携し、定期的に点検を行う

(4) 職員に対する研修
介護機器の使用方法の講習やヒヤリ・ハット事例等の周知、その事例を通じた再発防止策の実習等を含む職員研修を定期的に行う。また、加算(I)を算定するに当たっては、上記に加え、職員間の適切な役割分担による業務の効率化等を図るために必要な職員研修等を定期的に実施

> 委員会は3カ月に1回以上開催し、(1)～(4)について必要な検討を行うことが求められる

出典：2024年3月15日厚生労働省老健局高齢者支援課長通知「生産性向上推進体制加算に関する基本的考え方並びに事務処理手順及び様式例等の提示について」

　加算の算定に当たっては、事業年度ごとに1回、各種の調査結果のデータをオンラインで厚労省に提出しなければならない。具体的には、(1)利用者の満足度等、(2)職員の総業務時間及び超過勤務時間、(3)年次有給休暇の取得状況、(4)介護職員の心理的負担等、(5)機器導入等による業務時間（直接介護、間接

業務、休憩、余裕時間、その他）の変化（職員向けタイムスタディー調査）——のデータだ。加算（Ⅱ）は（1）～（3）、加算（Ⅰ）は全ての調査結果の提出が求められる。ただし、（1）の対象利用者は5人程度、（5）の対象介護職員は日中・夜間でそれぞれ2人以上でよい。

　加算（Ⅰ）を算定するには、さらにデータで「成果」を示さなければならない。加算（Ⅱ）を算定後、生産性向上の取り組みを3カ月以上継続した上で、（1）の調査結果に悪化が見られず、（2）の総業務時間及び超過勤務時間が短縮し、（3）の有休の取得日数が維持・増加していれば、加算（Ⅰ）を算定できる。以前から生産性向上に取り組んでいた施設・事業所は、（1）～（3）の要件を満たすデータがあれば加算（Ⅰ）を初めから算定可能だ。また、加算（Ⅰ）の算定の届出時に成果を示すデータを提出すれば、次年度以降のデータは改善していなくても算定の継続が認められる。

　なお、生産性向上の取り組みは、2024年度に創設された「介護職員等処遇改善加算」の「職場環境等要件」でも求められている（表4、1年間の経過措置あり）。下位の加算（Ⅲ）（Ⅳ）は2つ以上、上位の加算（Ⅰ）（Ⅱ）は3つ以上の業務改善活動が必要。だが、順次対応すれば生産性向上推進体制加算の一部の要件をクリアでき、上位の加算（Ⅰ）への準備も進めやすくなる。

　「委員会や課題の見える化などの要件は共通で、テクノロジーを活用すれば生産性向上推進体制加算の一部要件を満たせる。生

表4 ◎「介護職員等処遇改善加算」の「職場環境等要件」のうち「生産性向上（業務改善及び働く環境改善）のための取組」の区分

● 2025年度以降

区分	取組内容
生産性向上（業務改善及び働く環境改善）のための取組	⑰厚生労働省が示している「生産性向上ガイドライン」に基づき、業務改善活動の体制構築（委員会やプロジェクトチームの立ち上げ、外部の研修会の活用等）を行っている
	⑱現場の課題の見える化（課題の抽出、課題の構造化、業務時間調査の実施等）を実施している
	⑲５S活動（業務管理の手法の１つ。整理・整頓・清掃・清潔・しつけの頭文字を取ったもの）等の実践による職場環境の整備を行っている
	⑳業務手順書の作成や、記録・報告様式の工夫等による情報共有や作業負担の軽減を行っている
	㉑介護ソフト（記録、情報共有、請求業務転記が不要なもの）、情報端末（タブレット端末、スマートフォン端末等）の導入
	㉒介護ロボット（見守り支援、移乗支援、移動支援、排泄支援、入浴支援、介護業務支援等）またはインカム等の職員間の連絡調整の迅速化に資するICT機器（ビジネスチャットツール含む）の導入
	㉓業務内容の明確化と役割分担を行い、介護職員がケアに集中できる環境を整備。特に、間接業務（食事等の準備や片付け、清掃、ベッドメイク、ゴミ捨て等）がある場合は、いわゆる介護助手等の活用や外注等で担うなど、役割の見直しやシフトの組み換え等を行う
	㉔各種委員会の共同設置、各種指針・計画の共同策定、物品の共同購入等の事務処理部門の集約、共同で行うICTインフラの整備、人事管理システムや福利厚生システム等の共通化等、協働化を通じた職場環境の改善に向けた取り組みの実施

● 2024年度中（経過措置、参考）

区分	取組内容
生産性向上のための業務改善の取組	タブレット端末やインカム等のICT活用や見守り機器等の介護ロボットやセンサー等の導入による業務量の縮減
	高齢者の活躍（居室やフロア等の掃除、食事の配膳・下膳などのほか、経理や労務、広報なども含めた介護業務以外の業務の提供）等による役割分担の明確化
	５S活動（業務管理の手法の１つ。整理・整頓・清掃・清潔・しつけの頭文字を取ったもの）等の実践による職場環境の整備
	業務手順書の作成や、記録・報告様式の工夫等による情報共有や作業負担の軽減

2025年度以降に加算（Ⅰ）（Ⅱ）は３つ以上の取り組み（うち⑰または⑱は必須）、加算（Ⅲ）（Ⅳ）は２つ以上の取り組みを行う必要がある

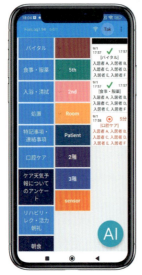
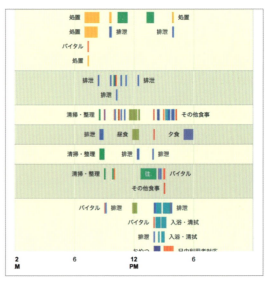

合同会社AUTOCAREが販売するケア記録AIアプリ「FonLog」。スマートフォンのアプリにタイムスタディー機能が組み込まれており、業務の種類別に所要時間の記録が可能だ

産性向上にゼロから取り組むハードルが下がるだろう」とTRAPEの鎌田氏は指摘する。

特定施設の人員基準緩和の特例措置はハードル高い

　2024年度介護報酬改定では特定施設入居者生活介護（介護付き有料老人ホームなど）の人員配置基準を緩和する特例措置も設けられた（**図5**）。一定の要件を満たせば「3対1以上」から最大「3対0.9以上（3.3対1以上）」に緩和される（**特例措置のポイントは第3章80ページ以降参照**）。

　主な要件は、（1）見守り機器等のテクノロジー機器の複数導入、（2）職員間の適切な役割分担の実施、（3）生産性向上を目

第1章 | 介護事業者に生産性向上が求められる背景と国の政策

図5 ◎生産性向上に先進的に取り組む特定施設における人員配置基準の特例的な柔軟化

【改定前】	
利用者	介護職員（＋看護職員）
3 （要支援の場合は10）	1

【改定後】	
利用者	介護職員（＋看護職員）
3 （要支援の場合は10）	0.9

人員配置の緩和措置を受けるためには厳しい要件が課される

※安全対策の具体的要件
①職員に対する十分な休憩時間の確保等の勤務・雇用条件への配慮
②緊急時の体制整備（近隣在住職員を中心とした緊急参集要員の確保等）
③機器の不具合の定期チェックの実施（メーカーとの連携を含む）
④職員に対する必要な教育の実施
⑤訪室が必要な利用者に対する訪室の個別実施

[主な要件]
- 利用者の安全並びに介護サービスの質の確保及び職員の負担軽減に資する方策を検討するための委員会で必要な安全対策（※）を検討等していること
- 見守り機器等のテクノロジーを複数活用していること
- 職員間の適切な役割分担の取り組み等をしていること
- 上記取り組みにより介護サービスの質の確保及び職員の負担軽減が行われていることがデータにより確認されること
- 人員配置基準の特例的な柔軟化の申請に当たっては、テクノロジーの活用や職員間の適切な役割分担の取り組み等の開始後、これらを少なくとも3カ月以上試行し（試行期間中は通常の人員配置基準を順守すること）、現場職員の意見が適切に反映できるよう、実際にケア等を行う多職種の職員が参画する委員会において安全対策や介護サービスの質の確保、職員の負担軽減が行われていることをデータ等で確認するとともに、当該データを指定権者に提出する
  注：本基準の適用に当たっては、試行を行った結果として指定権者に届け出た人員配置を限度として運用する
- 介護サービスの質の確保及び職員の負担軽減が行われていることの確認については、試行前後を比較することにより、以下の事項が確認される必要がある
  (i) 介護職員の総業務時間に占める利用者のケアに充てる時間の割合が増加している
  (ii) 利用者の満足度等に係る指標（※WHO-5等）において、本取り組みによる悪化が見られない
  (iii) 総業務時間及び当該時間に含まれる超過勤務時間が短縮している
  (iv) 介護職員の心理的負担等に係る指標（※SRS-18等）において、本取り組みによる悪化が見られない
- 柔軟化された人員配置基準の適用後、一定期間ごとに上記(i)～(iv)の事項について指定権者に状況の報告を行う。また、届け出た人員配置より少ない人員配置を行う場合には改めて試行を行い、必要な届け出をする

出典：2024年1月22日社会保障審議会・介護給付費分科会 参考資料1

的とした委員会における安全対策等の検討、取り組み状況の定期的な確認、(4) 介護サービスの質の確保、職員の負担軽減のデータによる確認、(5) 指定権者への届け出──である。(3) の委員会では「緊急時の体制整備」(緊急参集要員の確保等) も必須だ。さらに (4) では職員向けタイムスタディー調査の結果、介護職員の総業務時間のうち利用者への直接ケアに充てる時間の割合が増加していることが条件となる。調査対象が全職員になるため、生産性向上推進体制加算 (Ⅰ) より算定のハードルは高い。

タイムスタディーのツールも登場

　生産性向上の取り組みが介護報酬などで評価される一方、その要件の厳しさに困惑している介護事業者も少なくない。

　例えば、現場の課題把握の手法としてガイドラインが示している「業務時間見える化ツール」。厚労省のウェブページ「介護分野における生産性向上ポータルサイト」(https://www.mhlw.go.jp/kaigoseisansei/index.html) からダウンロードできる。だが、介護業務を担当しながら所要時間を計測するのは負担が重い上、入力する様式も複雑で、介護現場で使いこなすのは難しい。

　そんな中、介護業務のタイムスタディー機能を特色にした製品が登場している。国立大学法人九州工業大学が開発したAI (人工知能) の行動認識技術を応用したケア記録AIアプリ「FonLog」はその1つ。スマートフォンのアプリにタイムスタディー機能を組み込み、ケアに要した時間の記録が可能だ。「スマホ内蔵の加

速度センサーと過去の記録からAIが業務の種類を導き出し、歩数を可視化することで業務量を類推できる」と九州工業大学大学院生命体工学科教授の井上創造氏は話す。井上氏は販売元の合同会社AUTOCARE（北九州市若松区）の創業メンバーの1人だ。

　生産性向上推進体制加算の算定要件で求められる職員向けタイムスタディー調査の様式にも既に対応（第6章218～221ページ参照）。「業務時間のデータの編集で、『直接介護』『間接業務』『休憩』『余裕時間』『その他』に分けて簡易に表示できる」（井上氏）。月額費用は利用者・職員数にかかわらず1事業所当たり2万7500円から（税込み）。初期費用は出力帳票の初期設定で変動する。なお当面は、最初の生産性向上プロジェクト管理とタイムスタディーを無料で提供する。

　導入後のサポートは、同社が育成する「介護ITインストラクター」が手掛ける。「オンラインによる業務改善の支援、導入事業者の介護職員同士が活用方法などの情報を交換できるコミュニティー『介護IT部！』の運営を行っている」ともう1人の創業メンバーの岸田隆之氏は話す。

補助金やワンストップ窓口で支援

　介護業界の生産性向上の取り組みはまだ始まったばかりだ。業務改善が進んでいない事業者に対して、国は2024年度に「介護テクノロジー導入支援事業」を予算化（第4章96～97ページ図2参照）。介護ロボット等の導入支援では都道府県が実施主体とな

り、移乗支援と入浴支援の機器に100万円（1機器当たり）、それ以外の機器に30万円（同）を上限に補助する（注：都道府県によって補助額や要件などは異なる。**詳細は第4章参照**）。また、介護ソフトやタブレットなどのICT等の導入支援では、1事業所の職員数に応じて補助額を100万円（10人以下）〜260万円（31人以上）に設定。見守り機器の導入に伴う通信環境整備などにも1000万円を上限に補助する（補助率は4分の3）。

　さらに2024年度施行の改正介護保険法では、介護事業者の業務改善活動を支援する都道府県の役割を明確化。「介護生産性向上総合相談センター」の全都道府県への設置を目指している（**詳細は第4章参照**）。

　2023年12月に政府の「デジタル行財政改革会議」が取りまとめた「介護分野におけるデジタル行財政改革の方向性」では、介護DX（デジタルトランスフォーメーション）推進のKPI（重要業績評価指標）が示された（**表5**）。これによると、都道府県のワンストップ窓口（介護生産性向上総合相談センター）を2026年に全都道府県に設置し、介護ロボット・ICT機器の導入事業者割合を2023年の29％から2026年に50％、2029年に90％へ引き上げるとしている。これにより、生産性向上の成果として時間外労働時間の削減や有給休暇取得日数の増加を実現する方針だ。

（記事の情報は2024年8月時点）

表5 ◎ 介護DX推進のKPI

区分		項目	2023年	2026年	2029年	2040年
Environment 基盤・環境の整備		生産性向上方策等周知件数	2570件(暫定値)	増加	増加	―
		デジタル(中核)人材育成(2023年度より実施)	500人	5000人	1万人	―
		都道府県ワンストップ窓口の設置数(2023年度より実施)	5	47	47	47
		委員会設置事業者割合※(2024年度より実施)	―	【2024年夏までに調査を実施し、目標を設定】		
		ケアプランデータ連携システム普及自治体の割合(2023年度より実施)				
		事業者が活用している自治体の割合	40%	80%	100%	100%
		複数の事業者が活用している自治体の割合	―	50%	90%	100%
		ICT・介護ロボット等の導入事業者割合※	29%	50%	90%	90%以上
		介護現場のニーズを反映したICT・介護ロボット等の開発支援件数	52件(暫定値)	60件以上	60件以上	―
Use Case 基盤・環境の活用		生産性向上の成果※				
		①全介護事業者				
		1カ月の平均残業時間の減少	6.4h	減少or維持	減少or維持	減少or維持
		有給休暇の取得状況(年間平均取得日数)	7.4日	8.4日	10.9日	全産業平均以上
		②加算取得事業者(注2)及び補助金を利用して機器を導入した事業者(2024年度より実施)				
		1カ月平均残業時間が①の群より減少する事業者の割合	―	30%	50%	90%以上
		有給休暇の取得状況(年間平均取得日数)が①の群より増加する事業者の割合	―	30%	50%	90%以上
		③上位加算取得事業者(注2)及び特例的な柔軟化を実施する事業者(注2)(2024年度より実施)				
		総業務時間の減少割合	―	25%	25%	25%
		1カ月平均残業時間が②の群より減少する事業者の割合	―	30%	50%	90%以上
		有給休暇の取得状況(年間平均取得日数)が②の群より増加する事業者の割合	―	30%	50%	90%以上
Outcome 効果をはかる		年間の離職率の変化※				
		①全介護事業者	15.7%(2022年調査)	15.3%	15.0%	全産業平均以下
		②加算取得事業者(注2)及び補助金を利用して機器を導入した事業者(①の群より減少した事業所の割合)	―	30%	50%	90%以上
		③上位加算取得事業者(注2)及び特例的な柔軟化を実施する事業者(注2)(②の群より減少した事業所の割合)	―	30%	50%	90%以上
		人員配置の柔軟化(老健、特養、特定(注3))※	―	1.3%	8.1%	33.2%

注1)※をつけたものはサービス類型ごとにデータを集計・分析し公表する予定としており、サービスが限定されていないものは原則全サービスとする
注2)「加算」は生産性向上推進体制加算、「特例的な柔軟化」は特定施設等の人員基準緩和の特例措置
注3)職員1人当たりに対する利用者の人数は、介護老人保健施設で2.2対1、介護老人福祉施設で2.0対1、特定施設入居者生活介護指定施設(介護付きホーム)で2.6対1となっている(2023年度介護事業経営実態調査結果より算出)
注4)参考指標として介護職員全体の給与(賞与込みの給与)の状況を対象年ごとに確認
注5)本KPIは、必要に応じて随時に見直しを行うものとする
出典:厚生労働省老健局

interview （株）TRAPE代表取締役の**鎌田大啓**氏に聞く

ガイドラインの柱は業務改善のPDCAサイクル
データとエピソードで成果の確認を

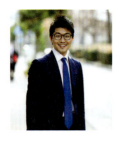

鎌田大啓（かまた・ともひろ）氏●「well-beingにあふれた介護事業所の創出」を理念に、（株）TRAPEを2015年に設立。生産性向上伴走支援のオンラインサービス「Sociwell（ソシウェル）」で、「生産性向上」「働きがい向上」「リーダー育成」をサポートする。厚生労働省の生産性向上ガイドラインの作成、生産性向上フォーラムでの講演など、同省の多くの施策に関わっている。

　厚生労働省が2018年に「介護サービス事業における生産性向上に資するガイドライン」を策定した際、私も主要メンバーとして参加した。当社が介護事業者を対象に業務改善の「伴走支援」を行った経験や知見を基に内容をまとめた。

　ガイドラインの柱となるのは、業務改善のPDCAサイクルの手順（1）〜（6）である。特に（1）〜（3）の過程（「準備」「現場の課題の見える化」「実行計画」）には時間をかけるべきだ。いきなり（4）の「改善活動」から始めると失敗する。業務改善は「職員のため」「利用者のため」に取り組むべきなのに、主役の職員たちが目的を共有できず、自分の問題として捉えられないことが原因である。

　手順（1）では経営者が業務改善への「本気」の姿勢を職員たちに見せることが重要だ。プロジェクトリーダーに対して積極的に

声がけをし、孤独にならないように配慮してほしい。リーダーには変革の強い意志が求められ、必ずしも施設長や主任でなくてもよい。役職者がリーダーになると「現状を変えたくない」という気持ちが働きやすいので、むしろ若い職員が担った方が成功する。役職者はリーダーを応援する立場に回り、権限を持たせるようにサポートすると効果的だ。

　ガイドラインの手順（２）では「課題把握シート」「業務時間見える化ツール」などをお示ししているが、あくまでも参考例であり、簡単に使えて課題を把握できる「気づきシート」を推奨している。シートでなくても付箋でも十分だ。とにかく「気づき」という名の愚痴を職員からたくさん集めることがポイント。愚痴が一番多い職員を表彰するのもよいだろう。

　その上で、集めた「気づき」を基に因果関係を皆で分析し、現場の課題を浮き彫りにしていく。この時、経営者が介入して、一つひとつの「気づき」に「これは改善できる」「できない」と口出しをしてはいけない。現場の問題に職員たちが自ら答えを出し、解決の優先順位を決めなければ、納得感を得られないからだ。

　業務の課題の見える化には、データの収集が欠かせない。職員たちがデータから現場の問題点を探り、要因を分析して改善を図ることが大切だ。介護の個々の業務は連続しており、例えば入浴介助を改善すると自信がつき、他のケアにも好影響を及ぼす。これにより、「職員の負担が軽減され、きめ細かいケアが可能になっ

た」「利用者とのコミュニケーションが増えた」などの成果が生まれる。その成果を確認するためにも「直接介護」「余裕時間」などのデータは必要だ。さらに職員の口から成功体験のエピソードが出てくれば、改善活動が定着したといえる。

　一方、最適なICT機器を導入したはずなのに、取り組みが形骸化した例も見かける。現場の職員たちが「何のためにこの製品を設置したのか」「狙った通りに成果が出ているのか」を繰り返し意識し、定期的にチェックする体制を築くことが不可欠だ。その上で、新入職員のために製品の使用手順を分かりやすく見直すなど、小さな改善を積み重ね、成果をより高める工夫も求められる。

　なお厚労省では、ICT機器の活用のポイントを解説した手引書「介護ロボットのパッケージ導入モデル」も作成している。これも「生産性向上ガイドライン」を土台にしたものだ。業務改善の取り組みにテクノロジーを活用すると有効な場合も多いので、ガイドラインを読み込んだ上で参考にしてほしい。　　　　（談）

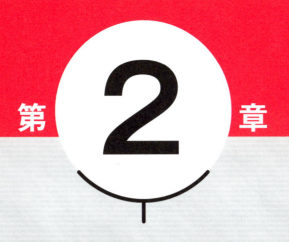

「生産性向上ガイドライン」に沿った業務改善の取り組み

生産性向上ガイドラインの留意点
PDCAサイクルに基づき課題を解決

齋藤直路
(株) スターパートナーズ代表取締役／介護経営フォーラム代表理事／
脳梗塞リハビリステーション・グループ代表

　2024年度介護報酬改定では、かねて介護保険制度の主要テーマの1つであった「生産性向上の推進」が施設系サービスなどの運営基準に反映された。慢性的な人材不足に直面する介護施設・介護サービス事業所では生産性向上の重要性が指摘されてきたため、その取り組みが制度上に位置付けられたという意味で大きな改定であった。

生産性向上ガイドラインは3種類

　介護施設・事業所の生産性向上の取り組みを推進する施策はこれまでにも実施されていた。前々回の2018年度介護報酬改定における「介護ロボット活用の促進」はその1つである。特別養護老人ホーム等の「夜勤職員配置加算」の算定要件が見直され、見守り機器の導入で効果的に介護を提供できる場合、夜勤職員の配置基準が緩和された。

　また、厚生労働省の「介護サービス事業における生産性向上に

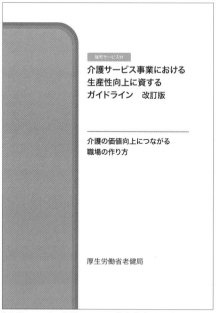

「介護サービス事業における生産性向上に資するガイドライン(居宅サービス分)改訂版」

資するガイドライン(以下、ガイドライン)」の公表も大きな試みであった。2018年に施設サービスのガイドラインが初めて策定され、現在は施設サービス、居宅サービス、医療系サービスの3種類のガイドラインがあり、生産性向上に取り組むための具体的手順や事例などがサービス種別に示されている。それぞれが改訂を重ねており、最新版は居宅サービスのガイドラインの2022年度版である。

2024年度介護報酬改定で運営基準に位置付けられた生産性向上の取り組みも、このガイドラインに基づいている。具体的には、

表1◎短期入所系、居住系、多機能系、施設系のサービスの運営基準で義務化された生産性向上の「委員会」の規定（特別養護老人ホームの例）

第4 運営に関する基準
　39 利用者の安全並びに介護サービスの質の確保及び職員の負担軽減に資する方策を検討するための委員会の開催
（略）
　本委員会は、生産性向上の取り組みを促進する観点から、管理者やケア等を行う職種を含む幅広い職種により構成することが望ましく、各事業所の状況に応じ、必要な構成メンバーを検討すること。（中略）
　また、本委員会は、定期的に開催することが必要であるが、開催する頻度については、本委員会の開催が形骸化することがないよう留意した上で、各事業所の状況を踏まえ、適切な開催頻度を決めることが望ましい。
　あわせて、本委員会の開催に当たっては、厚生労働省老健局高齢者支援課「介護サービス事業における生産性向上に資するガイドライン」等を参考に取り組みを進めることが望ましい。また、本委員会はテレビ電話装置等を活用して行うことができるものとし、この際、個人情報保護委員会・厚生労働省「医療・介護関係事業者における個人情報の適切な取り扱いのためのガイダンス」、厚生労働省「医療情報システムの安全管理に関するガイドライン」等を順守すること。
　なお、事務負担軽減の観点等から、本委員会は、他に事業運営に関する会議（事故発生の防止のための委員会等）を開催している場合、これと一体的に設置・運営することとして差し支えない。また、委員会の名称について、法令では「利用者の安全並びに介護サービスの質の確保及び職員の負担軽減に資する方策を検討するための委員会」と規定されたところであるが、（中略）法令とは異なる委員会の名称を用いても差し支えない。

出典：厚生労働省通知「指定介護老人福祉施設の人員、設備及び運営に関する基準について」

短期入所系、居住系、多機能系、施設系の各サービスで、「利用者の安全並びに介護サービスの質の確保及び職員の負担軽減に資する方策を検討するための委員会」（以下、委員会）の設置が義務付けられた。経過措置期間は2027年3月末までの3年間である。運営基準では「本委員会の開催に当たっては、厚生労働省老健局高齢者支援課『介護サービス事業における生産性向上に資するガイドライン』等を参考に取り組みを進めることが望ましい」とされている（表1）。

実際、ガイドラインの内容は洗練されており、生産性向上に取り組む上での参考資料としての意義は非常に高いといえる。3年間の経過措置期間を経て委員会の設置が完全に義務化されることを踏まえれば、ガイドラインをうまく活用しながら委員会の安定運営をまず目指していくべきである。

委員会の構成員や開催頻度に注意

　それでは、委員会の開催で満たすべき運営基準の規定について説明していこう。なお、以下の運営基準の引用部分は厚労省通知「指定介護老人福祉施設の人員、設備及び運営に関する基準について」を参照した。

　まず構成人員について。「管理者やケア等を行う職種を含む幅広い職種により構成することが望まし」いとの言及はあるものの、メンバーの人数や参加しなければならない職種などの明確な規定はない。各施設・事業所で可能な範囲でメンバーを集める形で差し支えないだろう。

　開催頻度については、「本委員会の開催が形骸化することがないよう留意した上で、各事業所の状況を踏まえ、適切な開催頻度を決めることが望ましい」とされている。開催頻度にも制約はないことが分かる。また、委員会の運用に関しては、「他に事業運営に関する会議（事故発生の防止のための委員会等）を開催している場合、これと一体的に設置・運営することとして差し支えない」とされている。他の委員会との同時開催も認められるという

図1◎「生産性向上推進体制加算」の概要

対象サービス：短期入所系サービス★、居住系サービス★、多機能系サービス★、施設系サービス
（★のサービスは介護予防を含む）

【単位数】
生産性向上推進体制加算（Ⅰ）100単位／月
生産性向上推進体制加算（Ⅱ）10単位／月
【算定要件】
〈生産性向上推進体制加算（Ⅰ）〉
- （Ⅱ）の要件を満たし、（Ⅱ）のデータにより業務改善の取り組みによる成果が確認されたこと
- 見守り機器等のテクノロジーを複数導入していること
- 職員間の適切な役割分担（いわゆる介護助手の活用等）の取り組み等を行っていること
- 1年以内ごとに1回、業務改善の取り組みによる効果を示すデータの提供を行うこと

〈生産性向上推進体制加算（Ⅱ）〉
- 利用者の安全並びに介護サービスの質の確保及び職員の負担軽減に資する方策を検討するための委員会の開催や必要な安全対策を講じた上で、生産性向上ガイドラインに基づいた改善活動を継続的に行っていること
- 見守り機器等のテクノロジーを1つ以上導入していること
- 1年以内ごとに1回、業務改善の取り組みによる効果を示すデータの提供を行うこと

出典：厚生労働省老健局「令和6年度介護報酬改定の主な事項について」

ことだ。ただし後述する通り、ガイドラインに基づいた生産性向上の取り組みは、非常に大きなエネルギーが求められる業務となる。本格的に取り組む場合、委員会単独で、かつ月に1度以上の開催が必須になると考えられる。

生産性向上の新加算算定を目標に

　生産性向上の取り組みに関連する2024年度改定の新設事項は、運営基準での委員会の義務化にとどまらない。「生産性向上推進体制加算」の創設が大きな注目点だ（図1）。

　同加算の主な算定要件は、（1）委員会を開催して必要な安全

対策を講じる、(2)見守り機器等のテクノロジーを1つ以上導入する、(3)ガイドラインの内容に基づいた介護現場の業務改善を継続的に行うとともに、一定期間ごとに業務改善の効果を示すデータの提供を行う――である。これらの基礎的な要件を満たす場合、下位区分の生産性向上推進体制加算（Ⅱ）（10単位／月）を算定できる。

　加えて、(4)業務改善の成果（アウトカム）を出している、(5)導入しているテクノロジーが複数ある、(6)職員間の適切な役割分担を行っている――といった要件を満たせば、上位区分の生産性向上推進体制加算（Ⅰ）（100単位／月）が算定可能となる。生産性向上の取り組みは次の2027年度改定以降、さらなる推進が想定されるため、しっかりと同加算の算定を目指したい。

　同加算の算定要件や手順などの詳細は、厚労省通知「生産性向上推進体制加算に関する基本的考え方並びに事務処理手順及び様式例等の提示について」（2024年3月15日策定、3月29日一部改正）を参考にしてほしい（**第6章196ページ以降参照**）。これによると、加算の算定要件として委員会を3カ月に1回以上開催することとされている。先述の通り、運営基準で義務化された委員会の開催頻度に制約はないが、同加算の算定を見据えるならば3カ月に1回以上の開催を1つの目安にすべきだろう。

　なお、2024年度改定で介護職員処遇改善関連の3種類の加算が一本化されて創設された「介護職員等処遇改善加算」も、生産

表2◎「介護職員等処遇改善加算」の算定要件のうち「生産性向上のための取組」の区分

生産性向上（業務改善及び働く環境改善）のための取組
⑰厚生労働省が示している「生産性向上ガイドライン」に基づき、業務改善活動の体制構築（委員会やプロジェクトチームの立ち上げまたは外部の研修会の活用等）を行っている
⑱現場の課題の見える化（課題の抽出、課題の構造化、業務時間調査の実施等）を実施している
⑲5S活動（業務管理の手法の1つ。整理・整頓・清掃・清潔・しつけの頭文字を取ったもの）等の実践による職場環境の整備を行っている
⑳業務手順書の作成や、記録・報告様式の工夫等による情報共有や作業負担の軽減を行っている
㉑介護ソフト（記録、情報共有、請求業務転記が不要なもの）、情報端末（タブレット端末、スマートフォン端末等）の導入
㉒介護ロボット（見守り支援、移乗支援、移動支援、排泄支援、入浴支援、介護業務支援等）またはインカム等の職員間の連絡調整の迅速化に資するICT機器（ビジネスチャットツール含む）の導入
㉓業務内容の明確化と役割分担を行い、介護職員がケアに集中できる環境を整備。特に間接業務（食事等の準備や片付け、清掃、ベッドメイク、ゴミ捨て等）がある場合は、いわゆる介護助手等の活用や外注等で担うなど、役割の見直しやシフトの組み換え等を行う
㉔各種委員会の共同設置、各種指針・計画の共同策定、物品の共同購入等の事務処理部門の集約、共同で行うICTインフラの整備、人事管理システムや福利厚生システム等の共通化等、協働化を通じた職場環境の改善に向けた取り組みの実施
※生産性向上体制推進加算を取得している場合には、「生産性向上（業務改善及び働く環境改善）のための取組」の要件を満たすものとする
※小規模事業者は、㉔の取り組みを実施していれば、「生産性向上（業務改善及び働く環境改善）のための取組」の要件を満たすものとする

2025年度以降に加算（Ⅰ）（Ⅱ）は3つ以上の取り組み（うち⑰または⑱は必須）、加算（Ⅲ）（Ⅳ）は2つ以上の取り組みを行う必要がある（2024年度中は経過措置あり）

性向上の取り組みに関連する。算定要件の1つである「職場環境等要件」が厳格化され、下位の加算（Ⅲ）（Ⅳ）でも6つの区分全てでそれぞれ1つ以上の項目を満たし、そのうち「生産性向上のための取組」の区分では2つ以上の項目のクリアが必須となった（表2、2025年3月末まで経過措置あり）。「生産性向上のための取組」の区分の⑰ではガイドラインに基づいた業務改善活動の体制構築が求められ、委員会の立ち上げが例として挙げられてい

る。委員会の安定運営は新処遇改善加算への対応の観点からも重要な課題だ。

ガイドラインは４章で構成

　ではガイドラインに基づいた生産性向上の取り組みとは、具体的にどんなものだろうか。以下では、居宅サービスのガイドラインを例に解説しよう。

　居宅サービスのガイドラインは４章で構成されている。「CHAPTER1 介護サービスにおける生産性向上のとらえ方」「CHAPTER2 生産性向上に向けた改善活動の標準的なステップ」「CHAPTER3 ツールを活用した改善活動の取組」「CHAPTER4 取組事例」──である。このうち「CHAPTER1 介護サービスにおける生産性向上のとらえ方」では、生産性向上の取り組みに関する基礎的な考え方を説明している。委員会を立ち上げる際、まずはこの章の読み合わせから始めることになる。

　補足としてガイドラインは通常、インターネットで検索して到達した厚労省のホームページでダウンロードできるが、同省の「介護分野における生産性向上ポータルサイト」（https://www.mhlw.go.jp/kaigoseisansei/index.html）では他のツールも含めて集約されている。業務改善や生産性向上に取り組む際に有用なツールが数多くあるので、それらのデータベースとして参照するのがよいだろう。また、厚労省の別のウェブサイト「介護分野における生産性向上e-ラーニング」（https://www.mhlw.go.jp/

図2◎生産性向上ガイドラインが示す業務改善活動の手順

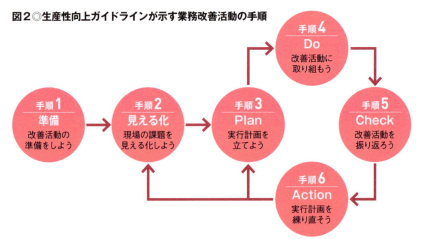

出典：「介護サービス事業における生産性向上に資するガイドライン（居宅サービス分）改訂版」

kaigoseisansei-elearning/）では、生産性向上のプロセスを解説した動画や各種のツールなどが提示されている。ここにあるe-ラーニング教材を積極的に使うことも、委員会を運営する上では有用だろう。

各種のツールで課題を見える化

　こうした情報も活用しながら委員会のメンバーの理解が深まってきたら、実際に生産性向上の取り組みに着手する。その具体的なステップが示されているのが、「CHAPTER2　生産性向上に向けた改善活動の標準的なステップ」「CHAPTER3　ツールを活用した改善活動の取組」である。

　「CHAPTER2　生産性向上に向けた改善活動の標準的なステップ」では、改善活動の手順を6段階に分けて解説している（図2）。

図2◎生産性向上ガイドラインが示す業務改善活動の手順（続き）

手順1	改善活動の準備をしよう	●改善活動に取り組むプロジェクトチームを立ち上げ、プロジェクトリーダーを決める ●経営層から事業所全体への取り組み開始を宣言する ●「e-ラーニングツール①」を通じ、背景を理解し、取り組み意欲を高める
手順2	現場の課題を見える化しよう	●「e-ラーニングツール②」で生産性向上の一連のプロセスを学ぶ ●「課題把握シート」を使い課題を見える化し、取り組む課題を洗い出す ●「業務時間見える化ツール」で業務を定量的に把握する
手順3	実行計画を立てよう	●解決する課題を絞り込み、プロジェクトチームで意見交換を行うことで、優先的に取り組むべき課題を決定する（**課題分析シート**） ●課題解決のために必要な取り組み内容や職員の役割を決定する（**改善方針シート**） ●3カ月程度の取り組み期間（Plan、Do、Check）を目安として、具体的な計画を立てる（**進捗管理シート**）
手順4	改善活動に取り組もう	●まずはとにかく取り組み、試行錯誤を繰り返す ●大きな成功は小さな成功の積み重ねから生まれるため、まずは小さな成功事例を作り出す
手順5	改善活動を振り返ろう	●取り組みの途中経過を把握し、改善活動におけるゴールを達成するために必要な軌道修正を図る ●取り組みの成果を検証する
手順6	実行計画を練り直そう	●うまくいった点、うまくいかなかった点について分析を加える ●優先度が低いと位置付けた課題を含め、改めて取り組む改善活動を検討する ●実行計画の取り組み期間（3カ月を目安）を含めて、1年を目安にPDCAサイクルを回し、改善活動を継続させる

「手順1 改善活動の準備をしよう」の主な取り組みは、「改善活動に取り組むプロジェクトチームを立ち上げ、プロジェクトリーダーを決める」「経営層から事業所全体への取り組み開始を宣言する」である。ここで言うプロジェクトチームは、委員会と同一視して差し支えない。また、経営層が号令をかけることが推奨されているのは、現場に大きな負担と協力を求めることになるため

表3◎「課題把握シート」(職員向け)の一部(訪問介護の例)

大項目	小項目	#	課題把握の視点	対応の実施 している	対応の実施 一部している	対応の実施 していない	メモ欄
サービス提供	訪問・ケア準備	1	ケアに必要な利用者情報(基本情報・ケア計画・利用者の状況等)を把握した上で、利用者宅を訪問しているか				
		2	一日の訪問スケジュールを把握し、事業所もしくは自宅を出発しているか				
	移動・訪問スケジュール作成	3	訪問スケジュールを速やかに作成しているか				
		4	効率的な訪問ルート作成の方法・コツを共有しているか				
		5	訪問・移動に非効率が生じないよう、適切な訪問ルートを設計しているか				
		6	急な訪問スケジュール変更が発生した際にも、忘れず利用者宅を訪問しているか				
		7	休憩時間をしっかり確保しているか				
		8	急な訪問キャンセルや隙間時間が発生した場合も、時間を有効活用しているか				
	直接ケア周辺業務	9	利用者宅でのサービス提供の開始・終了について随時、サービス提供責任者に共有しているか				
		10	提供方法・内容にバラつきが生じることなく、サービスを提供しているか				
		11	法規制や契約内容、計画書に則ったサービスを提供しているか				
		12	利用者及び家族に対して、適切な頻度・手段・内容のコミュニケーションをとっているか				

出典:「介護サービス事業における生産性向上に資するガイドライン(居宅サービス分)改訂版」

だ。経営者が明確な方針を打ち出して職員たちの理解を得ることが大切になる。

「手順2 現場の課題を見える化しよう」は、生産性向上を実現する上で特に重要なプロセスだ。主な取り組みは、「『課題把握シート』を使い課題を見える化し、取り組む課題を洗い出す」「『業務時間見える化ツール』で業務を定量的に把握する」である。

図3 ◉ 厚生労働省サイト「介護分野における生産性向上e-ラーニング」の画面（一部）

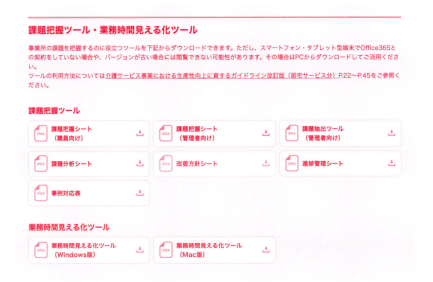

「課題把握シート」はガイドラインで示されているツールの1つ。職員に配布して、一人ひとりの視点から事業所の課題を収集するものだ（表3）。各職員が出した課題を集計することで、事業所全体の課題を把握できる。居宅サービスの場合、前述の「介護分野における生産性向上e-ラーニング」で課題把握シートや、課題を集計・分析する「課題抽出ツール」が公表されているので、それらを活用すればよい（図3）。手作業で集計しても構わないが、ツールを活用すれば分析結果がグラフ入りのシートとして出力される。

次に、見える化された課題について、委員会でディスカッションを行う。その際、ガイドラインで示されている「課題分析シー

図4◎「業務時間見える化ツール」の入力手順の例

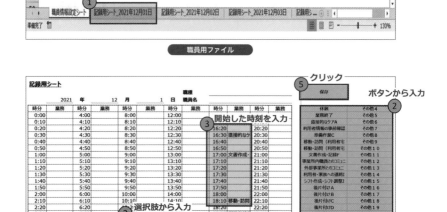

出典:「介護サービス事業における生産性向上に資するガイドライン（居宅サービス分）改訂版」

ト」を活用し、それぞれの課題の「原因」や「影響」を整理していく。これらを基に解決すべき課題の優先順位を付け、具体的な改善の方法について検討する。

　課題把握シートが職員一人ひとりに現場の問題点を尋ねる定性的な調査ツールであるのに対し、「業務時間見える化ツール」は定量的な調査ツールである。これは事業所で働く職員全員の勤務中の行動を把握し、事業所全体のタイムテーブルを見える化するものだ（図4）。こちらも同じく「介護分野における生産性向上e-ラーニング」でダウンロードできる。

まず、管理者が自施設・事業所の業務区分（「移動・訪問」「文書作成・記録」など）を設定した上で記録用シートを印刷し、全職員に配布。調査を行う日程を指定し、当該日に調査対象の職員が10分刻みで業務内容をシートに記録する。記録データをツールに入力すれば、業務時間を見える化したグラフが出力されるわけだ。この調査を通じて、現在のオペレーションの課題や業務の偏り、介入が必要な業務が明らかになる。その上で、後述する「業務改善の7つの取り組み」も参考に、改善方法を検討していく。

PDCAサイクルは1年を目安に

　こうしたプロセスで現場の状況をなるべく正確に把握した上で、業務改善の方向性をディスカッションして計画を立てる。「手順3　実行計画を立てよう」で「課題分析シート」「改善方針シート」「進捗管理シート」といったツールを活用しながら業務改善の方針を定め、「手順4　改善活動に取り組もう」の実行段階に入る。その後、「手順5　改善活動を振り返ろう」「手順6　実行計画を練り直そう」に進み、PDCAサイクルに沿って継続的な改善活動を行っていくことになる。

　なお、「手順6　実行計画を練り直そう」では「実行計画の取組期間（3カ月を目安）を含めて、1年を目安にPDCAサイクルを回し、改善活動を継続させる」とされている。これが生産性向上推進体制加算の算定要件で委員会の最低開催頻度を3カ月と定めている根拠だろう。

以上が業務改善活動の大まかな流れである。序盤の介護現場の課題を把握する調査や分析作業を考慮すると、初めの1サイクルを回すには相当な期間を要することが分かるだろう。これらの調査や業務改善活動には現場職員の協力が必須であり、その負荷も軽いものではないことが想定される。委員会の活動についても、ガイドラインを参考に取り組むのが望ましいとされているが、全ての施設・事業所がすぐに着手できるとは限らない。

　施設・事業所の体力を考慮し、1年がかりのプロジェクトと捉えた上で、実行できる段階で取り組むべきだろう。それが難しい施設・事業所では、当初はガイドラインの読み合わせや「介護分野における生産性向上e-ラーニング」を活用した学習やディスカッションなどを推奨したい。また、ガイドラインでは、すぐ着手可能な「5S活動」（整理・整頓・清掃・清潔・しつけ）や施設・事業所の取り組み事例も紹介されている。これらの中で、大きな負荷がなく、着手可能なものを委員会の各メンバーが持ち寄り、できる範囲で業務改善を始める方法もある。自施設・事業所の状況を把握して方針を定め、現実的なやり方で委員会を定期的に運営することが重要だ。

業務改善の7つの取り組み

　業務改善活動を進める際には、「手順2 現場の課題を見える化しよう」が最も大切であると先に述べた。明らかになった課題を整理して改善策を講じる上では、ガイドラインが示す「業務改善の7つの取り組み」の分類がヒントになるだろう。具体的には、

第2章 | 「生産性向上ガイドライン」に沿った業務改善の取り組み

図5◎施設サービスガイドラインの「事例32」

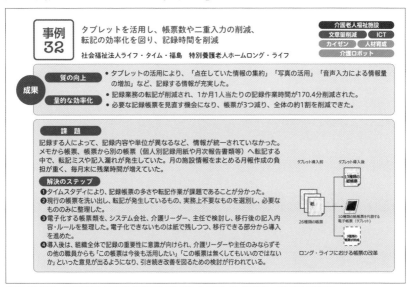

出典:「介護サービス事業における生産性向上に資するガイドライン(施設サービス分)改訂版」

(1)職場環境の整備、(2)業務の明確化と役割分担、(3)手順書の作成、(4)記録・報告様式の工夫、(5)情報共有の工夫、(6)OJTの仕組みづくり、(7)理念・行動指針の徹底――である。ガイドラインの「CHAPTER4 取組事例」に掲載された施設・事業所の実例も、これらの視点で分類されている。

　前述の課題把握シートや業務時間見える化ツールで浮き彫りにした課題へのアプローチの方向について、これら7つの視点で整理。その上で、ガイドラインの各事例を参考に、改善の具体的な方法を検討していく。課題把握シート、業務時間見える化ツールの活用頻度が高い業務改善の取り組みは、(4)記録・報告様式の

図6 ◎ 居宅サービスガイドラインの「事例51」

取組内容	訪問介護	訪問入浴介護	通所介護	定期巡回・随時対応型訪問介護看護	小規模多機能型居宅介護	居宅介護支援

事業所内での情報共有に関するルールの作成
- ✓ 利用者に関する情報の引継ぎに関して、業務手順書を作成
- ✓ 引継ぎ業務の際に閲覧する必要のある書類の置き場所を規定

事業所名　株式会社エスケアメイト　エスケアライフ練馬
（東京都練馬区）
プロジェクトメンバー：3名

困っていたこと（取組の理由）

職員間で行う引継ぎ業務にムダやムラがあった
◆ 引継ぎ業務で職員から職員へと伝える内容が職員によってばらついていた。
◆ 引継ぎ業務に必要以上に時間がかかってしまい、利用者と接する時間が減ってしまっていた。

課題解決のプロセス（手順）

引継ぎ業務に関する手順書を作成し、「いつ、誰が、何を、誰に、どうやって」伝えるのかを明確にした。また、引継ぎ業務で必要な書類や帳票の配置ルールを徹底し、書類を探す無駄な時間を削減した。

❶ 業務実態の見える化
引継ぎ業務に関する業務時間の見える化やグループワークにより、課題を特定する。

❷ 引継ぎ手順書の作成
引継ぎ業務をどのように行うべきか、管理者が中心となって整理し、手順書としてとりまとめる。
また、手順書は事業所内の引継ぎエリアに掲示し、引継ぎの際には常に確認できるようにする。

❸ 書類管理ルールの作成
手順書で決められた手順をもとに、職員の意見を聞きながら、引継ぎの際に使う書類の置き場所を決める。

職員の目につく場所に掲示
引継ぎエリア

取組時のポイント・工夫

- 手順書では、「いつ、誰が、何を、誰に、どうやって」伝えるのかを明示することで、引継ぐべき内容と役割分担を明確にした。

引継ぎ手順書（一部）

- 書類整理ルール作成の際には、使用頻度が高い書類を手の届きやすい場所に配置するよう工夫した。
- 作成したルールをすぐに徹底することは難しいため、はじめは1日に1度、管理者が置き場所を正すことで、職員への周知を図った。

質的な成果
- ✓ 引継ぐべき事項が明確になり、職員間の引継ぎ事項の漏れが少なくなった。
- ✓ 職員の引継ぎ業務への当事者意識が高まり、事前に情報を確認してから利用者と接する職員が増えた。

量的な成果
- ✓ 引継ぎ業務の度に必要書類を探していた時間がなくなり、職員1人当たり15分/日の時間を削減した（5分×3回/日）。

取組に必要な準備（コスト）

- □ ヒト：課題の特定のために、2時間程度のグループワークと1日の業務時間の見える化を実施。その後、管理者が中心となり、3時間程度で引継ぎ業務に関する手順書を作成。
- □ モノ：特になし。

出典：「介護サービス事業における生産性向上に資するガイドライン（居宅サービス分）改訂版」

工夫、（5）情報共有の工夫だろう。事例の中でも紹介されているケースが多い。

　例えば、施設サービスガイドライン（2020年度改訂版）の「事例32」を見てみよう（**49ページ図5**）。（4）記録・報告様式の工夫に分類された実例である。この事例の特別養護老人ホームでは、記録の方法が統一されていないことによる転記・記載ミスの多発、月報作成に係る月末残業の常態化といった問題が生じていた。こうした問題を解消するため、必要な帳票の選別、帳票の電子化と記入内容・ルールの整理、タブレットの活用などを実施。その結果、記録情報の充実や記録時間の削減（1カ月1人当たり170.4分の削減）、帳票の1割削減といった成果につながった。

　居宅サービスガイドライン（2022年度改訂版）の「事例51」は、（5）情報共有の工夫に分類されたケースだ（**図6**）。この事例の小規模多機能型居宅介護事業所では、職員間で行う業務引き継ぎのムダやムラ、内容の過不足、引き継ぎに要する多大な時間の発生という問題があった。そこで引き継ぎの手順書を作成して作業を均質化するとともに、引き継ぎの際に使用する書類の管理ルールも整理。その結果、引き継ぎ事項のミスの減少や職員1人・1日当たり15分の引き継ぎ時間の削減に成功した。

　生産性向上の取り組みと聞くと、ICT（情報通信技術）などの革新的なテクノロジーの導入を想像する人が多いだろう。確かに近年は非常に有用な技術・サービスが登場しており、その活用は

検討すべきである。しかし、これらの事例のように、必ずしもICT等に頼らなくても、アナログな手法で改善できるケースは少なくない。どんな解決方法が自施設・事業所に適しているのかを知るには、やはり介護現場の状況を正しく把握する必要がある。その意味でも、「手順2 現場の課題を見える化しよう」は重要な取り組みであるといえる。

ICT機器の選定のポイント

　もちろん、ICT機器の活用は非常に有用である。見える化した課題を解決する上で、特定の機器の導入が効果的なケースも多い。どの製品がどんな課題を解決できるのか、大まかな情報を把握しておくことも大切だろう。

　ICT機器が業務改善で効果を出しやすい領域の代表は、「見守り」と「介護記録」である（**表4**）。

　見守り機器に関しては、各企業から数多くの製品が出ている。介護職員が長時間見守りをすることは負担が大きい場合が多いが、機器ならば可能となる。見守り機器が察知した情報を介護職員の持つスマートフォンやタブレットに伝え、要介護者の徘徊などにも速やかに対応できる。居室の入所者への巡回に長い時間を要している施設などにとっては、見守り機器の導入による巡回回数・時間の削減が期待できる。

　一方、介護記録などのデータベースのクラウド化は、介護職員

が場所を問わずにリアルタイムで入力・共有できるため、非常に有用である。記録に費やす時間が過多である場合は、入力作業を遠隔で行えるタブレットや音声入力機能のある製品の導入などでオペレーションのDX（デジタル・トランスフォーメーション）化を検討したい。記録時間以外にも、会議や申し送りなど、情報共有の時間が過多である場合、共有ミスが多い場合などにも、介護データベースのクラウド化は有効な手段となる。ただし、ICT機器に苦手意識を持っている職員がいる場合、丁寧なフォローが求められる点には注意が必要だ。

　介護分野のICT機器では、ケアプランや機能訓練計画の策定、シフト表や送迎表等の作成を支援するAI（人工知能）のサービスなども登場しており、専門職や管理職の負担軽減が期待できる。これまでは職場固有のルールや条件を理解した一部の職員が時間

表4 ◎ ICT機器が業務改善で効果を出しやすい領域の代表例

種別	特徴
見守り	●各社から数多くの見守り機器が出ている。介護職員が長時間見守りをすることは負担が大きい場合が多いが、機器なら可能 ●見守り機器が察知した情報を介護職員の持つスマートフォンや携帯タブレットに伝え、入所者の徘徊による行方不明などを未然に防ぐことができる ●見守り機能を持つICT機器の活用で記録・見える化することで、徘徊の回数の減少などケアの質の向上につながる。起き上がりを予知することや、ベッドから離れるなどの行動をすぐに感知することもできるため、入所者一人ひとりに合った適切なタイミングで介助をすることが可能
介護記録	●紙に書いていた介護記録をデジタル化することで、場所を問わずにリアルタイムで入力・共有できるようになる ●訪問時や移動中に介護記録を入力することによる生産性の向上、過去データをその場で確認することによる時間のロスの削減や介護の質の向上などが見込まれる ●介護記録の入力などに要する負担を減らすことができれば、介護職員がよりやりがいを感じ、利用者と接する業務の時間を増やすことができ、介護職員の定着率の向上にもつながる

出典：（株）スターパートナーズ

をかけて行っていた業務が、技術の発達で機械的に行えるようになりつつある。そのほか、新型コロナウイルス感染症（COVID-19）の影響もあり、ミーティングや面接のオンライン化、e-ラーニングの導入が進んだ施設・事業所も増えている。

　機器の種別や用途をきちんと理解すれば、非常に有用な技術・サービスは豊富にある。今後もさらに新しいテクノロジーが登場することを望みたい。

取り組みが進まない場合の対応法

　これまで述べてきた手順で業務改善活動に取り組んでも、予定通りに進まないことも珍しくないだろう。例えば、委員会のメンバーが期待したほど主体的に動いてくれないといったケースだ。業務改善活動は大がかりなプロジェクトとなることから、メンバーの負荷が重く、モチベーションの維持が難しいこともある。

　こうした事態を避けるには、幾つか押さえておきたいポイントがある。

　まず、プロジェクトの目標の設定だ。生産性向上や業務改善という言葉を聞くと、「介護の手間を省く」「ケアの質を下げる」と連想してしまう人が少なくないが、誤りである。そもそも介護分野における生産性向上とは、人材不足に対応するとともに介護に充てる時間を確保するため、介護以外に費やしている時間を減らす取り組みである（図7）。その大前提を職員間でしっかり共有

図7 ◎生産性向上の取り組み成果のイメージ

直接的なケア	食事介助、排泄介助、衣類の着脱介助、入浴介助などの「身体介護」や、掃除、洗濯などの「生活援助」といった、利用者に直接接しながらサービスを提供する業務
間接的業務	情報の記録・入力や各種会議、研修への参加など、利用者とは直接接しない形で行う業務

❶ 質の向上
業務時間や内容の相対割合

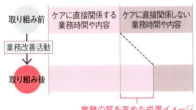

❷ 量的な効率化
業務時間量

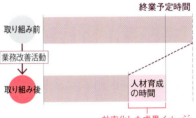

▶「質の向上」は、業務の改善活動を通じて、ケアに直接関係する業務時間の割合の増加や内容の充実を意味する（上図❶）

▶「量的な効率化」は、業務の質を維持・向上しつつ、ムリ・ムダのある作業や業務量（時間）を減らすことを意味する（上図❷）

▶「量的な効率化」により業務負担を軽減し働きやすい環境づくりを図り、業務改善によって生み出した時間や人手の余裕を研修の実施やOJTなどの人材育成の時間に振り分け、「質の向上」に活用する考えもある（上図❷）

▶ また、特定の個人への仕事の偏りを是正することは、仕事に対するモチベーションの向上につながる。その結果、利用者とのコミュニケーションは増え、より理解が深まり、また職員間のコミュニケーションも豊かになるなど、チームケアが促進され明るい職場作り、楽しい職場作りにつながる

出典：「介護サービス事業における生産性向上に資するガイドライン（居宅サービス分）改訂版」

したい。

　目標をより具体的に設定することも大切である。経営面では「介護の量（介入量）を増やす」「介護の質を向上させる」「加算の取得率を上げる」「職員の離職率を適正化する」といった目標が多いが、現場目線の目標も設定したい。「利用者と対面でヒアリングする時間を業務内に作る」「できる限り利用者一人ひとりに合わせた介護を提供する」「加算の計画書などを業務時間内に作成する」「残業を減らす」など、現場感覚で改善を実感できるものにするとよい。これは委員会のメンバーだけでなく、現場の職員にとっても重要である。

現場職員へのサポートが不可欠

　業務改善の取り組みが進まない背景には、「やったことがないので想像できない」「できるイメージが湧かない」といったメンタルブロックに起因するケースもある。こうした場合には、生産性向上に成功している施設を見学したり、具体的なDX化の事例を知る機会を設けることを推奨したい。施設見学の方法は、（1）ICT機器・システムのメーカーに依頼する、（2）施設に直接申し込む、（3）見学ツアーに参加する――があるので、検討してみてほしい。実際に成功している施設を見学することで、ICT機器の活用のイメージが湧き、「介護現場へのICT機器の導入は難しい」というメンタルブロックを解消できる。

　また、委員会のメンバー以外にも、現場職員の理解が不足して

第2章 | 「生産性向上ガイドライン」に沿った業務改善の取り組み

図8◎介護現場から見た業務改善のフロー

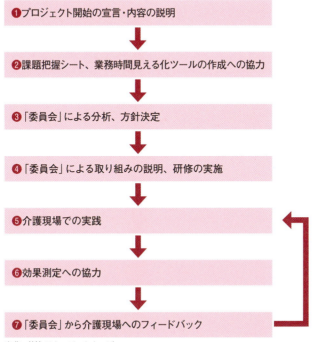

出典：(株)スターパートナーズ

いると、プロジェクトが頓挫する要因となる。現場職員は介護現場の課題を把握する調査に協力し、業務改善の取り組みを実行する当事者であるためだ。プロジェクト開始の時点で目標や方向性、何を行うかについて説明しておくべきである（図8）。介護現場で生産性向上が求められる理由や、現場にどんな恩恵がもたらされるのか成功事例を紹介し、現場目線で定めた目標を伝えたい。先述した「手順1 改善活動の準備をしよう」で「経営層から事業所全体への取り組み開始を宣言する」のタイミングで行うのがよいだろう。

その後、業務改善活動に取り組む際にも、現場職員をきめ細かくサポートしなければならない。オペレーションを見直すにしても、ICT機器を導入するにしても、分かりやすい説明資料の用意が欠かせない。特にICT機器を導入する場合、操作が不慣れな職員でも不安なく業務で活用できるように、使用手順をまとめたマニュアルを作成し、それを基に研修を実施するのがよいだろう。

　可能であれば、研修を開催するだけでなく、現場でオペレーションの見直しやICT機器の活用が計画通りに行われているかどうかも確認したい。手順が守られていない場合はもちろん修正する必要があるが、守られているにもかかわらず成果につながっていない場合は、取り組み内容そのもののカスタマイズが不可欠となる。委員会のメンバーの主体的な介入が、介護現場での業務改善活動の定着に大きく影響する点を理解しておきたい。

加算算定が生産性向上につながる

　以上、ガイドラインを踏まえた業務改善のポイントについて解説してきた。生産性向上のための業務改善の取り組みは、大きな労力と時間を費やして実行しなければならない。PDCAサイクルに沿ったプロジェクトは、やはり1年単位で遂行することになるだろう。体制が整っていない施設・事業所ではその全てを完遂するのは難しく、体制が整っている施設・事業所でも大きな負荷がかかる。しかし、取り組みの成果は大いに期待できる。ガイドライン内には豊富な事例が示されているので、ぜひ内容をご覧い

ただき、その成果についてご確認いただきたい。

　生産性向上の取り組みは、生産性向上推進体制加算が創設された趣旨からも分かる通り、介護保険において非常に重要なテーマの１つだ。この加算算定はゴールではなく、あくまでもスタートである。加算を算定する業務フローの中で気づいた点を改善する活動こそが、介護業務の効率化や生産性向上につながる。算定をきっかけに、継続的な業務改善活動の体制を築いてほしい。こうした活動は介護保険制度改正の方向性に合致しており、かつ大きな成果が期待できるものである。今すぐ着手するのが難しい施設・事業所でも、今後ぜひ一度、プロジェクトに取り組んでいただきたい。

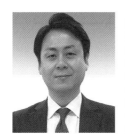

齋藤　直路（さいとう・なおみち）氏●（株）スターパートナーズ代表取締役／一般社団法人介護経営フォーラム代表理事／脳梗塞リハビリステーション・グループ代表
東京都出身、幼少期を宮崎で過ごす。大手コンサルティング会社を経て、介護・医療・福祉・保育領域に特化した経営支援を行う（株）スターパートナーズを設立。全国の現場を日々飛び回る。2017年より自費リハビリ施設「脳梗塞リハビリステーション」を国内外で10施設運営。「諦めない」を支援する理念を掲げている。各種の講演を行うほか、大学講師、行政の有識者委員としても活躍。著書に『改革・改善のための戦略デザイン 介護事業DX』（秀和システム）などがある。九州大学大学院（MPH）、日本社会事業大学大学院（MSW）修了。

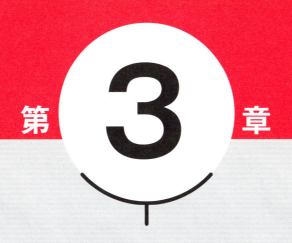

第3章

「生産性向上推進体制加算」
「特定施設の人員基準緩和の特例措置」
のポイント

PART 1 「生産性向上推進体制加算」のポイント——62

PART 2 「特定施設の人員基準緩和の特例措置」のポイント——80

PART 1　「生産性向上推進体制加算」のポイント

ガイドラインへの対応が要件に
上位加算はICT活用の「成果」を報告

　介護施設・介護サービス事業所の業務改善や生産性向上の取り組みを推進する狙いから、2024年度介護報酬改定では「生産性向上推進体制加算」が創設された。同加算を算定するには、加算の趣旨や算定ルールなどに対する十分な理解が欠かせない。算定要件や手順などの詳細は、**第6章196ページ以降の厚生労働省通知「生産性向上推進体制加算に関する基本的考え方並びに事務処理手順及び様式例等の提示について」**（2024年3月15日策定、3月29日一部改正）を参考にしてほしい。以下では通知の内容の主なポイントを解説する。なお、都道府県によってルールが一部異なる可能性もある点には注意が必要だ。

　生産性向上推進体制加算は加算（Ⅰ）と加算（Ⅱ）の2区分がある（図1）。下位区分の加算（Ⅱ）（10単位／月）の主な算定要件は、（1）生産性向上を目的とした「委員会」（利用者の安全並びに介護サービスの質の確保及び職員の負担軽減に資する方策を検討するための委員会）を開催し、必要な安全対策を講じる、（2）見守り機器等のテクノロジーを1つ以上導入する、（3）厚労省の

図1 ◎生産性向上推進体制加算（Ⅰ）及び（Ⅱ）の仕組み（イメージ）

生産性向上推進体制加算（Ⅱ） 10単位／月	生産性向上推進体制加算（Ⅰ） 100単位／月
算定開始前	算定開始前

【安全対策等の検討】
生産性向上を目的とした「委員会」（利用者の安全並びに介護サービスの質の確保及び職員の負担軽減に資する方策を検討するための委員会）の設置義務
基準省令（3年の経過措置）
➡加算を取得する場合は経過措置期間であっても設置が必要。また、3カ月に1回以上開催し、上記の取り組み状況を確認

テクノロジー導入 （①見守り機器、②インカム等、③介護記録ソフト等——の**1つ以上**）	テクノロジー導入 （①見守り機器、②インカム等、③介護記録ソフト等——の**全て**）
算定開始後	職員間の適切な役割分担
業務改善の取り組みによる成果の確認 テクノロジー導入後、生産性向上の取り組みを3カ月以上継続した上で、当該介護機器の導入前後の状況を比較 ※加算（Ⅱ）から加算（Ⅰ）への移行のほか、最初から加算（Ⅰ）の取得も可能	業務改善の取り組みによる成果の確認 ア．利用者のQOL等の変化（WHO-5等） イ．総業務時間、超過勤務時間の変化 ウ．年次有給休暇の取得状況の変化
	算定開始後

【実施状況の確認及び必要な見直しの検討】
委員会の開催（3カ月に1回）

| 業務改善の取り組みの実績を厚労省に報告（年1回）
ア．利用者のQOL等の変化（WHO-5等）
イ．総業務時間、超過勤務時間の変化
ウ．年次有給休暇の取得状況の変化 | 業務改善の取り組みの実績を厚労省に報告（年1回）
ア．利用者のQOL等の変化（WHO-5等）
イ．総業務時間、超過勤務時間の変化
ウ．年次有給休暇の取得状況の変化
エ．心理的負担等の変化（SRS-18等）
オ．機器の導入による業務時間（直接介護、間接業務、休憩等）の変化（タイムスタディー調査） |

「介護サービス事業における生産性向上に資するガイドライン」（生産性向上ガイドライン）の内容に基づいた業務改善を継続的に行い、事業年度ごとに1回、生産性向上の取り組みに関する実績データを厚労省に報告する——である。

　一方、上位区分の加算（Ⅰ）（100単位／月）の主な算定要件は次の通り。加算（Ⅱ）の要件（1）〜（3）に加えて、（4）厚労省に提出した実績データで生産性向上の取り組みの「成果」が確認される、（5）見守り機器等のテクノロジーを複数導入し、かつ職員間の適切な役割分担（特定の介護職員が利用者の介助に集中して従事できる時間帯を設けることや、いわゆる「介護助手」の活用等）を行っている——場合である。

　つまり、加算（Ⅱ）では生産性向上の取り組みの「成果」をデータで示す必要はないが、加算（Ⅰ）では「成果」の確認が要件となる。また、加算（Ⅱ）では導入する見守り機器等のテクノロジーは「1つ以上」でよいのに対して、加算（Ⅰ）では「複数」という違いがある。なお、加算（Ⅰ）と加算（Ⅱ）は併算定できない。

　通常は、下位区分の加算（Ⅱ）をまず算定し、一定期間後に上位区分の加算（Ⅰ）に移行することが想定されている。ただし、加算の新設前から生産性向上に取り組んでいた介護施設・事業所の場合、最初から加算（Ⅰ）を算定することも可能だ（後述）。

　以下では、通知に示されている加算の算定要件や手順の主な留

意点を具体的に説明する。

1. 介護機器

　加算（Ⅰ）及び（Ⅱ）の算定に当たっては、以下の介護機器を使用する必要がある。その際、事業所の業務面で抱えている課題を洗い出し、その解決に必要な介護機器を選定すること。

（1）見守り機器

　利用者がベッドから離れようとしている状態、離れた状態をセンサーで感知して外部通信機能で職員に通報するなど、利用者の見守りに資する機器。見守り機器を居室に設置する際は、利用者のプライバシーに配慮する観点から利用者または家族等に必要な説明を行い、同意を得ること。利用者または家族等の意向により、機器の使用を停止するなどの運用は認められる。

（2）インカム（マイクロホンが取り付けられたイヤホン）等の職員間の連絡調整の迅速化に資するICT機器

　ビジネス用のチャットツールの活用による職員間の連絡調整の迅速化に資するICT（情報通信技術）機器も含む。

（3）介護記録ソフトウエアやスマートフォン等の介護記録の作成の効率化に資するICT機器

　複数の機器の連携も含め、データの入力から記録・保存・活用までを一体的に支援するものに限る。

　加算（Ⅱ）の算定に当たっては、上記の（1）～（3）の介護機器のうち1つ以上を使用すること。（2）のインカム等は同一時間

帯に勤務する全ての介護職員が使用する必要がある。加算（Ⅰ）の算定に当たっては、上記の（1）～（3）の介護機器を全て使用しなければならない。その際、（1）の見守り機器は全ての居室に設置し、（2）のインカム等は同一時間帯に勤務する全ての介護職員が使用することが求められる。

2.職員の業務分担の明確化等による業務の効率化及びケアの質の確保並びに職員の負担軽減

　加算（Ⅰ）の算定に当たっては、業務内容の明確化や見直しを行い、職員間の適切な役割分担を実施しなければならない。具体的には、生産性向上を目的とした「委員会」で現場の状況に応じた必要な対応を検討する。例えば、以下のことが想定される。
・負荷が集中する時間帯の業務を細分化し、個人に集中することがないよう平準化する
・特定の介護職員が利用者の介助に集中して従事できる時間帯を設ける
・いわゆる「介護助手」の活用（食事等の準備や片付け、清掃、ベッドメイク、ごみ捨て等、利用者の介助を伴わない業務を集中的に実施する者を設けるなど）を行う
・利用者の介助を伴わない業務の一部を外注する

3.「委員会」における安全対策の検討及び取り組み状況の定期的な確認

　現場職員の意見が適切に反映されるように、生産性向上を目的とした「委員会」には管理者だけでなく、ケアを行う職員を含む

幅広い職種やユニットリーダー等が参画することが必要だ。その上で、次の（1）〜（4）の事項について検討する。

（1）利用者の安全及びケアの質の確保
①見守り機器等で得られる離床の状況、睡眠状態やバイタルサイン等の情報を基に、介護職員や看護職員、介護支援専門員その他の職種が連携し、見守り機器等の導入後の利用者等の状態が維持されているかを確認
②利用者の状態の変化等を踏まえて介護機器の活用方法の変更の必要性の有無等を確認し、必要な対応を検討
③見守り機器を活用する場合、安全面から特に留意すべき利用者については、定時巡回の実施も検討
④介護機器の使用に起因する施設内で発生した介護事故またはヒヤリ・ハット事例（介護事故には至らなかったが介護事故が発生しそうになった事例）の状況を把握し、その原因を分析して再発の防止策を検討

（2）職員の負担の軽減及び勤務状況への配慮
　実際に勤務する職員に対して、アンケート調査やヒアリング等を行い、介護機器等の導入後における次の①〜③の内容をデータ等で確認し、適切な人員配置や処遇の改善の検討等を行う。
①ストレスや体調不安等、職員の心身の負担の増加の有無
②職員の負担が過度に増えている時間帯の有無
③休憩時間及び時間外勤務等の状況

（3）介護機器の定期的な点検
　次の①②を行うこと。

図2◎【加算（Ⅰ）（Ⅱ）の共通要件】生産性向上の取り組みに関する実績報告について

事業年度ごとに1回、生産性向上の取り組みに関する実績の厚生労働省への報告が必要
・加算（Ⅰ）は、**1から5の項目**を報告
・加算（Ⅱ）は、**1から3の項目**を報告

1. 利用者の満足度等の評価　実施時期は任意
（調査項目）
①WHO-5調査（利用者における満足度の変化）
②利用者の認知機能の変化に関する調査
（調査対象）
①及び②について**各5人程度の利用者**が調査の対象（対象者が5人に満たない場合は対象となる利用者の最大数）

2. 業務時間及び超過勤務時間の調査
（調査項目）
対象事業年度の10月における介護職員の1カ月当たりの
①総業務時間
②残業時間　　介護労働実態調査の調査対象月に合わせたもの
（調査対象）
全ての介護職員が調査の対象（加算（Ⅱ）を算定する場合は、介護機器の活用を行ったフロア等に勤務する介護職員が対象）

3. 年次有給休暇の取得状況の調査
（調査項目）
対象事業年度の10月を基準として直近1年間（前年11月〜10月）の年次有給休暇の取得日数を調査
（調査対象）
2と同じ　　介護労働実態調査の調査対象期間に合わせたもの

4. 介護職員の心理的負担等の評価（加算（Ⅰ）のみ）　実施時期は任意
（調査項目）
①SRS-18調査（介護職員の心理的負担の変化）
②職員のモチベーションの変化に係る調査
（調査対象）
2と同じ

5. 業務時間（直接介護、間接業務、休憩等）の調査（加算（Ⅰ）のみ）　実施時期は任意
（調査項目）
5日間の自記式または他記式による**タイムスタディー**調査（①日中、②夜間の時間帯の調査）
（調査対象）
日中の時間帯、夜間の時間帯それぞれについて、**複数人の介護職員**を調査の対象

（留意事項）
調査実施に当たっては介護職員や利用者等に説明を行い、調査への同意を得ること
（※）同意が得られない場合は調査の対象としないこと

①日々の業務の中であらかじめ時間を定め、介護機器の不具合がないことを確認
②使用する介護機器の開発メーカー等と連携し、定期的に点検

（4）職員に対する研修

　介護機器の使用方法の講習やヒヤリ・ハット事例等の周知、事

例を通じた再発防止策の実習等を含む職員研修を定期的に行う。加算（Ⅰ）の算定に当たっては上記に加え、職員間の適切な役割分担による業務の効率化等を図るために必要な職員研修等を定期的に実施する。

　以上の（1）〜（4）の実施状況を確認するため、「委員会」を3カ月に1回以上開催すること。ケアを行う職員等の意見を尊重しつつ、必要に応じて利用者の安全並びに介護サービスの質の確保及び職員の負担軽減を図る取り組みの改善を図る。また、「委員会」が検討・実施した取り組みで業務効率化が図られた場合、そこで生み出された時間は介護サービスの質の確保及び職員の負担の軽減に資する取り組みに優先して充てる必要がある。

　なお「委員会」は、テレビ電話装置等を活用して行うことが可能だ。その際、個人情報保護委員会・厚労省「医療・介護関係事業者における個人情報の適切な取扱いのためのガイダンス」、厚労省「医療情報システムの安全管理に関するガイドライン」等への対応が求められる。

4.生産性向上の取り組みに関する実績データの厚労省への報告

　事業年度ごとに1回、生産性向上の取り組みの実績を原則としてオンラインで厚労省に提出しなければならない。加算（Ⅰ）を算定する場合は次の（1）〜（5）の事項の結果を、加算（Ⅱ）を算定する場合は次の（1）〜（3）の事項の結果を報告する（図2）。

（1）利用者の満足度等の評価

　WHO-5調査（利用者における満足度の変化）の実施及び生活・認知機能尺度の確認を行う。使用する様式は、**第6章214～215ページ別添1の利用者向け調査票**。その際、現場の負担を考慮して5人程度の利用者を調査の対象とし、自身で調査に回答可能な利用者を優先的に対象とすることも差し支えない。加算（Ⅱ）を算定する場合、介護機器を導入したフロアや居室の利用者が5人未満であれば、利用者全員を調査対象とする。なお、調査の実施及び実績の厚労省への報告については、利用者または家族等に必要な説明を行い、同意を得る必要がある。利用者または家族等の意向により、調査の対象としないなどの運用は認められる。

（2）総業務時間及び当該時間に含まれる超過勤務時間の調査

　対象事業年度の10月（※加算を算定した初年度は算定の開始月）における介護職員の1カ月当たりの総業務時間及び超過勤務時間（※調査対象者全体の労働時間数の平均値［少数点第1位まで］）を調査する。使用する様式は、**第6章216ページ別添2の施設向け調査票（労働時間等調査票）**。労働時間数については、原則としてタイムカード、パソコン等の使用時間（ログインからログアウトまでの時間）の記録等といった**客観的な記録**（賃金台帳に記入した労働時間数も含む）で把握する必要がある。調査対象は、加算（Ⅰ）を算定する場合は全ての介護職員、加算（Ⅱ）を算定する場合は介護機器を導入したフロア等に勤務する介護職員とする。

（3）年次有給休暇の取得状況の調査

　対象事業年度の10月を起点として直近1年間の年次有給休暇

の取得日数（※調査対象者全体の取得日数の平均値［少数点第1位まで］）を調査する。使用する様式は、**第6章216ページ別添2**の施設向け調査票（労働時間等調査票）。調査対象は、加算（Ⅰ）を算定する場合は全ての介護職員、加算（Ⅱ）を算定する場合は介護機器を導入したフロア等に勤務する介護職員とする。

（4）介護職員の心理的負担等の評価

SRS-18調査（介護職員の心理的負担の変化）及び職員のモチベーションの変化に係る調査を実施する。使用する様式は、**第6章217ページ別添3**の職員向け調査票。加算（Ⅰ）のみの要件であり、調査対象は全ての介護職員である。なお、調査の実施及び実績の厚労省への報告については、介護職員に必要な説明を行い同意を得る必要がある。介護職員の意向により調査の対象としないなどの運用は認められる。

（5）機器の導入等による業務時間（直接介護、間接業務、休憩等）の調査

5日間の自記式または他記式によるタイムスタディー調査を実施する。使用する様式は、**第6章218〜221ページ別添4**の職員向けタイムスタディー調査票。その際、現場の負担を考慮し、日中の時間帯、夜間の時間帯それぞれについて複数人の介護職員を調査対象とすることで足りる。

5. 生産性向上の取り組みによる業務の効率化及びケアの質の確保並びに職員の負担軽減に関する成果の確認

上位区分の加算（Ⅰ）を算定する上で特に重要なのが、生産性向上の取り組みの「成果」をデータで示すことである。業務の効率

図3 ◎【加算（Ⅰ）の要件】生産性向上の取り組みの「成果」の確認について

加算（Ⅰ）の算定開始に当たっては、加算（Ⅱ）で求める介護機器の導入後、生産性向上の取り組みを3カ月以上継続した上で、生産性向上の取り組みの成果として、加算（Ⅱ）の要件となる介護機器の活用の前後を比較することにより、業務の効率化及びケアの質の確保並びに職員の負担軽減が行われたことを確認し、届け出る必要がある

【比較する対象者】
◇介護機器の導入前後の両方で1～3の調査を受けている同一の利用者及び介護職員が対象
◇介護職員が育児・介護等のために短時間勤務制度を利用する等、比較対象期間中に勤務形態に変更がある場合は対象から除く

1. 利用者の満足度等の評価
①WHO-5調査（利用者における満足度等の変化）
②利用者の認知機能の変化に関する調査について悪化（数値の低下）が見られない（※）こと

（※）悪化（数値の低下）が生産性向上の取り組みに伴うものではないものである場合には当該事象の発生した利用者について、調査の集計対象から除くことは差し支えない

2. 業務時間及び超過勤務時間の調査
取り組みを3カ月以上継続した以降の月の介護職員の1カ月当たりの
①総業務時間
②残業時間
について、機器導入前の直近の同月または機器導入月の前月の勤務状況と比較し、総業務時間及び超過勤務時間が短縮していること

> 事後調査の実施月は10月に限定されない（年1回の報告とは別に調査することが可能）

3. 年次有給休暇の取得状況の調査
機器導入月または加算（Ⅱ）の算定開始月から2の調査月までの期間における年次有給休暇の取得日数について、機器導入前の直近の同期間の取得日数と比較し、維持または増加していること

> 事後調査の実施月は10月に限定されない（年1回の報告とは別に調査することが可能）

化、ケアの質の確保、職員の負担軽減が実際に行われていることが必要だ（図3）。加算（Ⅰ）を算定するには、以下の3通りのパターンがある。

（1）加算（Ⅱ）を算定する介護サービス事業所が加算の区分を変更し、加算（Ⅰ）の算定を開始しようとする場合

加算（Ⅱ）の要件となる介護機器の導入後、生産性向上の取り

組みを3カ月以上継続した上で、次の①〜③について導入前後の状況を比較することで「成果」を示す必要がある。比較する対象者は、介護機器の導入前後に「利用者の満足度等の評価」「総業務時間及び当該時間に含まれる超過勤務時間の調査」「年次有給休暇の取得状況の調査」を受けた同一の利用者及び介護職員とするのが原則だ。なお、介護職員が育児・介護休業法等による育児・介護等の短時間勤務制度を利用する場合や「治療と仕事の両立ガイドライン」に沿って短時間勤務制度等を利用する場合など、期間中に勤務形態に変更が生じる場合は比較対象から除く。

① 「利用者の満足度等の評価」で悪化が見られない

「悪化が見られない」とは、比較により数値が下がっていないことを指すが、数値低下の要因が生産性向上の取り組みに伴うものではないことが明らかな場合、数値が低下した利用者を調査の集計対象から除くことは差し支えない。また、加算の新設前から生産性向上の取り組みに着手し、加算（Ⅱ）の要件となる介護機器の導入前の「利用者の満足度等の評価」のデータがない場合等は、導入前から介護サービスを利用する利用者へのヒアリング調査等を行うこと。調査の結果、介護機器の導入による利用者の満足度等への影響がないことを「委員会」で確認すれば足りる。

② 「総業務時間及び当該時間に含まれる超過勤務時間の調査」で介護職員の総業務時間及び超過勤務時間が短縮

調査対象は「10月における介護職員の1カ月当たりの総業務時間及び超過勤務時間」と規定しているが、加算（Ⅱ）の要件と

図4 ◎「生産性向上推進体制加算」に関するQ&A(厚生労働省)

【短期入所系サービス、居住系サービス、多機能系サービス、施設系サービス】
○ 生産性向上推進体制加算について

> 問12　加算①(Ⅰ)(※100単位/月)の算定開始に当たっては、加算(Ⅱ)の要件となる介護機器の導入前後の状況を比較し、生産性向上の取組の成果の確認が求められているが、例えば、数年前又は新規に介護施設を開設し、開設当初より、加算①の要件となる介護機器を全て導入しているような場合については、当該介護機器の導入前の状況を把握している利用者及び職員がいないなど、比較が困難となるが、導入前の状況の確認はどのように考えるべきか。

(答)

　介護機器の導入前の状況を把握している利用者及び職員がいない場合における生産性向上の取組の成果の確認については、以下のとおり対応されたい。

【利用者の満足度等の評価について】
　介護サービスを利用する利用者(5名程度)に、介護機器を活用することに起因する利用者の安全やケアの質の確保についてヒアリング調査等を行い(※)、その結果に基づき、利用者の安全並びに介護サービスの質の確保及び職員の負担軽減に資する方策を検討するための委員会において当該介護機器の導入による利用者の満足度等への影響がないことを確認すること。

　(※)　介護機器を活用した介護サービスを受ける中での、利用者が感じる不安や困りごと、介護サービスを利用する中での支障の有無、介護機器活用による効果等についてヒアリングを実施することを想定している。
　　　また、事前調査が実施できない場合であって、ヒアリング調査等を行う場合には、別添1の利用者向け調査票による事後調査の実施は不要となる。

【総業務時間及び当該時間に含まれる超過勤務時間の調査、年次有給休暇の取得状況の調査について】
　加算(Ⅱ)の要件となる介護機器を導入した月(利用者の受入れを開始した月)を事前調査の実施時期(※)とし、介護職員の1月当たりの総業務時間、超過勤務時間及び年次有給休暇の取得状況を調査すること。また、事後調査は、介護機器の導入後、生産性向上の取組を3月以上継続した以降の月における介護職員の1月当たりの総業務時間、超過勤務時間及び年次有給休暇の取得状況を調査し、事前調査の勤務状況と比較すること。

　(※)　介護施設を新たに開設し、利用者の受入開始月から複数月をかけて利用者の数を拡大するような場合については、利用者数の変化が一定程度落ち着いたと

> 考えられる時点を事前調査の対象月とすること。この場合、利用者数の変化が一定程度落ち着いたと考えられる時点とは、事前調査及び事後調査時点における利用者数と介護職員数の比に大きな差がないことをいう。
> （例） 例えば、令和6年1月に介護施設（定員50名とする）を新たに開設し、同年1月に15人受け入れ、同年2月に15人受け入れ（合計30名）、同年3月に15人受け入れ（合計45名）、同年4月に2名受け入れ（合計47名）、のように、利用者の数を段階的に増加していく場合については、利用者の増加が落ち着いたと考えられる同年4月を事前調査の実施時期とすること。

出典：2024年4月30日付厚生労働省事務連絡「令和6年度介護報酬改定に関するQ＆A（Vol.5）」

なる介護機器の導入後、生産性向上の取り組みを3カ月以上継続した以降の月に調査しても差し支えない。この場合、介護機器導入前の直近の同月（前年同月）または介護機器を導入した月の前月の勤務状況と比較する。

③「年次有給休暇の取得状況の調査」で維持または増加

　調査対象は「10月を起点として直近1年間（前年11月～10月）の年次有給休暇の取得日数」と規定しているが、加算（Ⅱ）の要件となる介護機器を導入した月または加算（Ⅱ）の算定を開始した月から②の調査対象月までの期間としても差し支えない。この場合、介護機器導入前の直近の同期間（前年同期）または介護機器を導入した月の前月を起点とする直近の調査対象期間の月数における取得日数と比較する。例えば、加算（Ⅱ）の要件となる介護機器を2024年4月に導入し、②の調査を同年7月に実施した場合、③の調査対象期間は2024年4月～7月の4カ月間。比較対象となる「直近の同期間」は2023年4月～7月の4カ月間で

図5 ◎「生産性向上推進体制加算に係る届出書」の様式

(別紙28)　　　　　　　　　　　　　　　　　　　　　　　　令和　　年　　月　　日

生産性向上推進体制加算に係る届出書

事業所番号	
事 業 所 名	
異動等区分	1　新規　2　変更　3　終了

施 設 種 別	1 短期入所生活介護	2 短期入所療養介護	3 特定施設入居者生活介護
	4 小規模多機能型居宅介護	5 認知症対応型共同生活介護	6 地域密着型特定施設入居者生活介護
	7 地域密着型介護老人福祉施設	8 看護小規模多機能型居宅介護	9 介護老人福祉施設
	10 介護老人保健施設	11 介護医療院	12 介護予防短期入所生活介護
	13 介護予防短期入所療養介護	14 介護予防特定施設入居者生活介護	15 介護予防小規模多機能型居宅介護
	16 介護予防認知症対応型共同生活介護		

届出区分	1　生産性向上推進体制加算（Ⅰ）　　2　生産性向上推進体制加算（Ⅱ）

生産性向上推進体制加算（Ⅰ）に係る届出

① 加算（Ⅱ）のデータ等により業務改善の取組による成果を確認	有・無

② 以下のi～iiiの項目の機器をすべて使用
i 入所（利用）者全員に見守り機器を使用	有・無
ii 職員全員がインカム等のICTを使用	有・無
iii 介護記録ソフト、スマートフォン等の介護記録の作成の効率化に資するICTを使用	有・無

（導入機器）

名　　称	
製造事業者	
用　　途	

③ 職員間の適切な役割分担（いわゆる介護助手の活用等）の取組等を実施	有・無

④ 利用者の安全並びに介護サービスの質の確保及び職員の負担軽減に資する方策を検討するための委員会（以下「委員会」という。）において、以下のすべての項目について必要な検討を行い、当該項目の実施を確認

i ②の機器を利用する場合における利用者の安全やケアの質の確保	有・無
ii 職員に対する十分な休憩時間の確保等の勤務・雇用条件への配慮	有・無
iii 機器の不具合の定期チェックの実施（メーカーとの連携を含む）	有・無
iv 業務の効率化、ケアの質の確保、職員の負担軽減を図るための職員に対する教育の実施	有・無

第3章 | 「生産性向上推進体制加算」「特定施設の人員基準緩和の特例措置」のポイント

生産性向上推進体制加算（Ⅱ）に係る届出

① 以下のⅰ～ⅲの項目の機器のうち1つ以上を使用
　ⅰ 入所（利用）者1名以上に見守り機器を使用　　　　　　　　　　　　　　有・無

入所（利用）者数	人
見守り機器を導入して見守りを行っている対象者数	人

　ⅱ 職員全員がインカム等のICTを使用　　　　　　　　　　　　　　　　　　有・無
　ⅲ 介護記録ソフト、スマートフォン等の介護記録の作成の効率化に　　　　　有・無
　　 資するICTを使用

（導入機器）

名　　称	
製造事業者	
用　　途	

② 委員会において、以下のすべての項目について必要な検討を行い、当該項目の実施を確認

　ⅰ ①の機器を利用する場合における利用者の安全やケアの質の確保　　　　　有・無
　ⅱ 職員に対する十分な休憩時間の確保等の勤務・雇用条件への配慮　　　　　有・無
　ⅲ 機器の不具合の定期チェックの実施（メーカーとの連携を含む）　　　　　有・無
　ⅳ 業務の効率化、ケアの質の確保、職員の負担軽減を図るための職　　　　　有・無
　　 員に対する教育の実施

備考1　加算（Ⅰ）の要件①については、当該要件に係る各種指標に関する調査結果のデータを提出すること。
備考2　要件を満たすことが分かる委員会の議事概要を提出すること。このほか要件を満たすことが分かる根拠書類を準備し、指定権者からの求めがあった場合には、速やかに提出すること。
備考3　本加算を算定する場合は、事業年度毎に取組の実績をオンラインで厚生労働省に報告すること。
備考4　届出にあたっては、別途通知（「生産性向上推進体制加算に関する基本的考え方並びに事務処理手順及び様式例等の提示について」）を参照すること。

あり、「介護機器を導入した月の前月を起点とする直近の調査対象期間の月数」は2023年12月～2024年3月の4カ月間だ。

（2）加算の新設以前から加算（Ⅰ）の要件を満たすような生産性向上の取り組みを進めている介護サービス事業所が最初から加算（Ⅰ）を算定しようとする場合

　生産性向上の取り組みを以前から進めている介護サービス事業所が最初から加算（Ⅰ）を算定する場合、「成果」として上記（1）①～③に該当するデータの提出が必要である。生産性向上の取り組みを開始した際のデータを有している場合は、そのデータと現在の状況を比較することが考えられる。介護機器の導入前の「利用者の満足度等の評価」のデータがない場合等は、介護機器の導入前から介護サービスを利用する利用者へのヒアリング調査等を行うこと。調査の結果、介護機器の導入による利用者の満足度等への影響がないことを「委員会」で確認すれば足りる。

（3）上記の（1）（2）に該当しない介護サービス事業所が最初から加算（Ⅰ）を算定しようとする場合

　（1）（2）に該当しない介護サービス事業所が最初から加算（Ⅰ）を算定しようとする場合、加算（Ⅱ）の要件となる介護機器の導入後、生産性向上の取り組みを3カ月以上継続した上で、介護機器の導入前後における「利用者の満足度等の評価」「総業務時間及び当該時間に含まれる超過勤務時間の調査」「年次有給休暇の取得状況の調査」について、上記（1）①～③に該当するデータの提出が必要である。

なお、加算（Ⅰ）の算定手順については、厚労省の2024年4月30日付事務連絡「令和6年度介護報酬改定に関するQ＆A（Vol.5）」で疑義解釈が示されている（74～75ページ図4）。「数年前に介護施設を開設した当初に加算（Ⅰ）の要件となる介護機器を全て導入し、導入前の利用者及び介護職員がいないなど比較困難な場合、導入前の状況をどのように確認すればよいか」といった質問への回答である。事前調査の実施時期を「介護機器の導入月」「新規開設後に利用者数が一定程度落ち着いた時点」とするなど、現実的な対応をすれば差し支えないとされた。

6.厚労省等への報告等

　生産性向上の取り組みに関する実績データの厚労省への報告については、**第6章212ページ別紙1**の様式で報告すること。また、加算（Ⅰ）及び（Ⅱ）の算定を開始する際は、「介護給付費算定に係る体制等に関する届出等における留意点について」（令和6年3月15日老発0315第1号）の別紙28「生産性向上推進体制加算に係る届出書」（76～77ページ図5）を提出し、加算（Ⅰ）の場合はさらに調査結果のデータを**第6章213ページ別紙2**の様式で添付する必要がある。

　報告に当たっては、指定権者が「委員会」の検討状況を確認できるように、「委員会」の議事概要を提出する。また、介護サービス事業所のテクノロジー活用に関して、厚労省が行うケアの質や職員の負担への影響に関する調査・検証等への協力に努めなければならない。

PART2 「特定施設の人員基準緩和の特例措置」のポイント

総時間に占める直接ケアの増加が要件
提出データは介護職員・利用者の「全員」

　2024年度介護報酬改定では特定施設入居者生活介護（介護付き有料老人ホームなど）の人員配置基準を緩和する特例措置が設けられた。一定の要件を満たせば「3対1以上」から最大「3対0.9以上（3.3対1以上）」に緩和される。

　主な要件は、（1）見守り機器等のテクノロジー機器の複数導入、（2）職員間の適切な役割分担の実施、（3）「委員会」（利用者の安全並びに介護サービスの質の確保及び職員の負担軽減に資する方策を検討するための委員会）における安全対策等の検討、取り組み状況の定期的な確認、（4）介護サービスの質の確保、職員の負担軽減のデータによる確認、（5）指定権者への届け出──である。（3）の「委員会」では「緊急時の体制整備」（緊急参集要員の確保等）も必須だ。さらに（4）では職員向けタイムスタディー調査の結果、介護職員の総業務時間のうち利用者への直接ケアに充てる時間の割合が増加していることが条件となる。調査対象が全職員になるため、生産性向上推進体制加算（I）より算定のハードルは高い。

要件や手順などの詳細は、**第6章222ページ以降**の厚生労働省通知「『指定居宅サービス等の事業の人員、設備及び運営に関する基準』等における生産性向上に先進的に取り組む特定施設等に係る人員配置基準の留意点について」（2024年3月15日策定、3月29日一部改正）を参考にしてほしい。以下では通知の内容の主なポイントを解説する。なお、都道府県によってルールが一部異なる可能性もある点には注意が必要だ。

1.介護機器
　以下に掲げる介護機器を全て使用しなければならない。その際、事業所の業務面で抱えている課題を洗い出し、その解決に必要な介護機器を選定すること。

（1）見守り機器
　利用者がベッドから離れようとしている状態、離れた状態をセンサーで感知して外部通信機能で職員に通報するなど、利用者の見守りに資する機器。全ての居室に設置し、全ての利用者を個別に見守ることが求められる。見守り機器を居室に設置する際は、利用者のプライバシーに配慮する観点から利用者または家族等に必要な説明を行い、同意を得ること。利用者または家族等の意向により、機器の使用を停止するなどの運用は認められる。

（2）インカム（マイクロホンが取り付けられたイヤホン）等の職員間の連絡調整の迅速化に資するICT機器
　ビジネス用のチャットツールの活用による職員間の連絡調整の迅速化に資するICT（情報通信技術）機器も含む。同一の時間帯

に勤務する全ての介護職員が使用する必要がある。

（3）介護記録ソフトウエアやスマートフォン等の介護記録の作成の効率化に資するICT機器

　複数の機器の連携も含め、データの入力から記録・保存・活用までを一体的に支援するものに限る。

2. 職員間の適切な役割分担

　業務内容の明確化や見直しを行い、職員間の適切な役割分担を実施しなければならない。具値的には、生産性向上を目的とした「委員会」で現場の状況に応じた必要な対応を検討する。例えば、以下のことが想定される。
・負荷が集中する時間帯の業務を細分化し、個人に集中することがないように平準化する
・特定の介護職員が利用者の介助に集中して従事できる時間帯を設ける
・いわゆる「介護助手」の活用（食事等の準備や片付け、清掃、ベッドメイク、ごみ捨て等、利用者の介助を伴わない業務を集中的に実施する者を設けるなど）を行う
・利用者の介助を伴わない業務の一部を外注する

3.「委員会」における安全対策等の検討及び取り組み状況の定期的な確認

　現場職員の意見が適切に反映されるように、生産性向上を目的とした「委員会」には管理者だけでなく、ケアを行う職員を含む幅広い職種やユニットリーダー等が参画することが必要だ。その

上で、次の（1）〜（5）の事項を確認しながら、必要に応じて利用者の安全並びに介護サービスの質の確保及び職員の負担軽減を図る取り組みの改善を行い、少なくとも３カ月以上試行を実施すること。

（1）利用者の安全及びケアの質の確保
①見守り機器等で得られる離床の状況、睡眠状態やバイタルサイン等の情報を基に、介護職員や看護職員、介護支援専門員その他の職種が連携し、見守り機器等の導入後の利用者等の状態が維持されているかを確認
②利用者の状態の変化等を踏まえて介護機器の活用方法の変更の必要性の有無等を確認し、必要な対応を検討
③見守り機器を活用する場合、安全面から特に留意すべき利用者については、定時巡回の実施も検討
④介護機器の使用に起因する施設内で発生した介護事故またはヒヤリ・ハット事例（介護事故には至らなかったが介護事故が発生しそうになった事例）の状況を把握し、その原因を分析して再発の防止策を検討

（2）従業者の負担の軽減及び勤務状況への配慮
　実際に勤務する職員に対して、アンケート調査やヒアリング等を行い、介護機器等の導入後における次の①〜③の内容をデータ等で確認し、適切な人員配置や処遇の改善の検討等を行う。
①ストレスや体調不安等、職員の心身の負担の増加の有無
②職員の負担が過度に増えている時間帯の有無
③休憩時間及び時間外勤務等の状況

（3）緊急時の体制整備
　緊急参集要員（おおむね30分以内に駆け付けることを想定）をあらかじめ設定するなど、緊急時の連絡体制を整備する。
（4）介護機器の定期的な点検
　次の①②を行うこと。
①日々の業務の中であらかじめ時間を定め、介護機器の不具合がないことを確認
②使用する介護機器の開発メーカー等と連携し、定期的に点検
（5）職員に対する研修
　介護機器の使用方法の講習やヒヤリ・ハット事例等の周知、再発防止策の実習のほか、職員間の適切な役割分担による業務の効率化等を図るために必要な職員研修等を定期的に行う。「職員間の適切な役割分担」とは、特定の介護職員が利用者の介助に集中して従事できる時間帯を設けることや、いわゆる「介護助手」の活用等を指す。

4. 介護サービスの質の確保及び職員の負担軽減が行われていることの確認
　介護サービスの質の確保及び職員の負担軽減が行われていることの確認に当たっては、「3カ月以上実施する試行」の前後に次の4点を比較し、データで示す必要がある。（1）介護職員の総業務時間に占める利用者へのケアに充てる時間の割合が増加、（2）利用者の満足度等に係る指標で悪化が見られない、（3）総業務時間及び当該時間に含まれる超過勤務時間が短縮、（4）介護職員の心理的負担等に係る指標で悪化が見られない──である（※

(4) のデータは試行後のみ)。比較する対象者は、「3カ月以上実施する試行」の前後に (1) ～ (4) の調査を受けた同一の利用者及び介護職員とするのが原則だ。

　なお、介護職員が育児・介護休業法等による育児・介護等の短時間勤務制度を利用する場合や「治療と仕事の両立ガイドライン」に沿って短時間勤務制度等を利用する場合など、期間中に勤務形態に変更が生じる場合は比較対象から除く。また、試行開始後の災害の発生や感染症の拡大により試行の継続が困難な場合は一時的に中断し、試行を後日再開することは差し支えない。この場合、中断前の試行期間と再開後の試行期間の合計が3カ月以上になるようにする。

　(1) ～ (4) の調査及び確認の方法は以下の通りだ。

(1) 介護職員の総業務時間に占める利用者へのケアに充てる時間の割合が増加

　5日間の自記式または他記式によるタイムスタディー調査を、全ての介護職員を対象に実施する。使用する様式は、**第6章218～221ページ別添4の職員向けタイムスタディー調査票**（※生産性向上推進体制加算と同じ)。タイムスタディー調査の結果を基に調査対象者全体の業務時間の総和を計算し、「直接介護」「間接業務」「余裕時間」「休憩・待機・その他」の4類型に分類する。類型ごとに調査対象者全体の業務時間の総和に対する割合 (％) を計算し、その結果、「直接介護」の総業務時間に対する割合が試

行前後で増加していることを確認する。

（2）利用者の満足度等に係る指標で悪化が見られない

　全ての利用者を対象に、WHO-5調査（利用者における満足度の変化）の実施及び生活・認知機能尺度の確認を行う。使用する様式は、**第6章236〜237ページ別添2**の利用者向け調査票。「悪化が見られない」とは、比較により数値が下がっていないことを指すが、数値低下の要因が生産性向上の取り組みに伴うものではないことが明らかな場合、数値が低下した利用者を調査の集計対象から除くことは差し支えない。

（3）総業務時間及び当該時間に含まれる超過勤務時間が短縮

　全ての介護職員を対象に、「3カ月以上実施する試行」の前後における1カ月当たりの総業務時間及び超過勤務時間（※調査対象者全体の労働時間数の平均値［少数点第1位まで］）を比較する。使用する様式は、**第6章238ページ別添3**の施設向け調査票（労働時間調査票）。なお、試行実施前の比較対象は、試行開始前の直近の同月（前年同月）または試行を開始した月の前月の勤務状況とする。労働時間数については、原則としてタイムカード、パソコン等の使用時間（ログインからログアウトまでの時間）の記録等といった客観的な記録（賃金台帳に記入した労働時間数も含む）で把握する必要がある。

（4）介護職員の心理的負担等に係る指標で悪化が見られない

　全ての介護職員を対象に、SRS-18調査（介護職員の心理的負担の変化）及び職員のモチベーションの変化に係る調査を実施する（試行の後のみ）。使用する様式は、**第6章239ページ別添4**の職員向け調査票。「悪化が見られない」とは、比較により数値が

下がっていないことを指すが、数値低下の要因が生産性向上の取り組みに伴うものではないことが明らかな場合、数値が低下した介護職員を調査の集計対象から除くことは差し支えない。

5.指定権者への届出等について

　人員配置基準の特例的な柔軟化の申請に当たっては、上記1～3の取り組み（介護機器の導入、職員間の役割分担、「委員会」の活動）の開始後、少なくとも3カ月以上試行を実施する。試行期間中は通常の人員配置基準を満たすように職員を配置し、一定数の職員は業務を行わずに待機している状態にすること。その上で、「3カ月以上実施する試行」の前後を比較し、安全対策や介護サービスの質の確保、職員の負担軽減が行われていることを「委員会」がデータ等で確認する。指定権者への届出に当たっては、**第6章232～233ページ別紙1**「特定施設等における生産性向上に先進的に取り組む場合における人員配置基準の特例的な柔軟化の適用に係る届出書」を提出し、調査結果のデータを**第6章234～235ページ別紙2**の様式で添付すること。なお、本基準の適用に当たっては指定権者に届け出た人員配置を限度として運用する必要がある。

　指定権者への届出後は「委員会」を3カ月に1回以上開催し、上記3の取り組み（安全対策等の検討及び取り組み状況の定期的な確認）を継続して実施すること。さらに人員配置基準緩和の適用後、1年以内ごとに1回、上記4（1）～（4）の事項（「介護職員の総業務時間に占める利用者へのケアに充てる時間の割合が増

加」など）について調査を実施し、安全対策や介護サービスの質の確保、職員の負担軽減が維持されていることを「委員会」が確認した上で、指定権者に届出書を提出する。なお、届け出た人員配置より少ない人員配置を行う場合は改めて試行を行い、指定権者に届出書を提出することが必要だ。また、厚労省が行うケアの質や職員の負担への影響に関する調査・検証等への協力に努めること。

6. 指定権者における届出内容の確認

　指定権者は、申請施設による上記4の取り組み（介護サービスの質の確保及び職員の負担軽減が行われていることの確認）の内容を「委員会」の議事概要で確認し、必要に応じて取り組み内容を確認できる資料（調査票の原本、取り組み計画や結果が分かる資料等）の提出を求めること。また、厚労省は施行後の状況を把握し、ケアの質や職員の負担にどのような影響があるのか検証することとしているため、指定権者は調査に協力すること。

7. 厚労省への報告

　指定権者は当面の間、人員配置基準の特例的な柔軟化の届出を受けた場合、その旨を厚労省老健局高齢者支援課介護業務効率化・生産性向上推進室に随時報告すること。

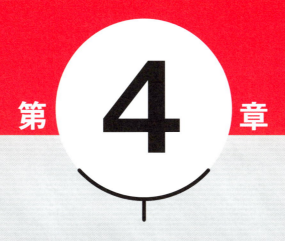

第4章

介護事業者の生産性向上を支援する行政の取り組みと補助制度

介護DX推進の成果に数値目標を設定 ICT機器の導入支援の補助金を拡充

　ここ数年、介護施設・介護サービス事業所の業務改善や生産性向上の取り組みを国・都道府県が後押しする動きが活発化している。その柱といえる施策が、ICT（情報通信技術）機器の活用による介護DX（デジタルトランスフォーメーション）の推進だ。介護現場にテクノロジーを導入し、限られた介護人材で質の高いケアを効率的に提供できる体制を整備する狙いがある。

介護事業者のICT導入割合を90％へ

　一連の施策の原点になったのが、2022年12月に厚生労働省が取りまとめた「介護職員の働く環境改善に向けた政策パッケージ」。総合的・横断的な支援策として、「介護現場革新のワンストップ窓口の設置」「介護ロボット・ICT機器の導入支援」のメニューが盛り込まれた（図1）。介護業界は中小事業者が多く、経営改善や生産性向上のノウハウが乏しいのが実情だ。そこで国を挙げて「介護職員が働きやすい職場環境づくり」を目指し、介護現場の生産性向上の取り組みを都道府県がサポートするワンストップ窓口の設置や、介護ロボット・ICT機器の導入費の財政支援などの方針を打ち出した。

図1 ◎ 介護職員の働く環境改善に向けた政策パッケージについて

2022年12月23日　厚生労働省

○ 持続的な介護職員の待遇改善を実現するためには、個々の事業者における経営改善やそれに伴う生産性の向上が必要であり、具体的には、取り組みの横展開や働きかけの強化等、総合的に取り組むことが重要
○ 中小事業者も多い、介護事業者の職場環境づくりを全政府的な取り組みと位置づけ、自治体や事業者も巻き込んで推進し、その成果を、従業員の賃金に適切に還元していただくことについて期待

(1) 総合的・横断的な支援の実施

① 介護現場革新のワンストップ窓口の設置
事業者への様々な支援メニューを一括し、適切な支援につなぐワンストップ窓口を各都道府県に設置。中小企業庁の補助金の活用促進

② 介護ロボット・ICT機器の導入支援
課題に対応した代表的な導入モデルを紹介するとともに、①のワンストップ窓口と連携して、相談対応、職員向け研修など伴走支援を進める

(2) 事業者の意識改革

③ 優良事業者・職員の表彰等を通じた好事例の普及促進
職員の待遇改善・人材育成・生産性の向上などに取り組む事業者・職員を総理大臣が表彰等する仕組みを早期に導入し、優良事例の横展開を図る

④ 介護サービス事業者の経営の見える化
介護サービス事業者の財務状況や処遇改善状況の見える化を進め、経営改善に向けた動機付けを進める

(3) テクノロジーの導入促進と業務効率化

⑤ 福祉用具、在宅介護におけるテクノロジーの導入・活用促進
在宅介護の情報共有や記録の円滑化などについて、調査研究を進め、活用を促進する。また、福祉用具貸与等の対象種目の追加について、評価検討を進める

⑥ 生産性向上に向けた処遇改善加算の見直し
未取得事業者の取得促進を図るとともに、加算手続の簡素化や制度の一本化について検討

⑦ 職員配置基準の柔軟化の検討
実証事業などでのエビデンス等を踏まえつつ、テクノロジー導入に先進的に取り組む介護施設における職員配置基準（3:1）の柔軟な取り扱い等を検討

⑧ 介護行政手続の原則デジタル化
2022年10月から運用開始した電子申請・届出システムの利用原則化に取り組む

厚労省の政策パッケージを踏まえ、2023年12月には政府の「デジタル行財政改革会議」が「介護分野におけるデジタル行財政改革の方向性」（中間取りまとめ案）を公表（**第1章6〜7ページ図1参照**）。生産性向上の取り組みが遅れている介護施設・事業所を支援し、将来的に先進的な介護事業所へ育成していく構想を明らかにした。

　同構想では併せて介護DX推進のKPI（重要業績評価指標）を発表（**第1章29ページ表5参照**）。都道府県のワンストップ窓口「介護生産性向上総合相談センター」を2026年に全都道府県に設置し、介護ロボット・ICT機器の導入事業者割合を2023年の29％から2026年に50％、2029年に90％へ引き上げるとした。これにより、生産性向上の成果として時間外労働時間の削減や有給休暇取得日数の増加を目指す。

　さらに同会議は2024年6月18日、「介護分野におけるデジタル行財政改革の方向性」の最終とりまとめを決定。介護DXのKPIの実現に向けて「政策ダッシュボード」を導入し、計画の進捗状況を定期的にチェックする意向を示した。生産性向上の取り組みを効率的に進める狙いで、介護事業所の協働化・大規模化にも注力する方向だ。

介護ロボットとICTの導入支援事業を統合

　これらの構想は着々と実現している。2024年度施行の改正介護保険法では、介護施設・事業所の業務改善や生産性向上の取り

組みを都道府県が推進することを努力義務化。都道府県が策定する介護保険事業支援計画の任意記載事項に「介護施設・事業所の生産性向上に資する事業に関する事項」を追加した。

　都道府県へのワンストップ窓口「介護生産性向上総合相談センター」の設置も進んでおり、2024年度末には30を超える都道府県に拡大する見通しだ（**94〜95ページ表1**）。名称は都道府県によって異なり、例えば、東京都は「介護職場サポートセンターTOKYO」、大阪府は「大阪府介護生産性向上支援センター」である。介護労働安定センターの各県の支部が厚労省の「介護現場の生産性向上に向けた介護ロボット等の開発・実証・普及広報のプラットフォーム事業」を受託して運営するケースが比較的多い。ワンストップ窓口の主な役割は、（1）介護施設・事業所への生産性向上の取り組みに関する研修の実施、（2）有識者の派遣、（3）相談への対応、（4）介護ロボット等の機器の展示、（5）介護ロボットの試用貸し出し、（6）他の機関との連携──である。

　さらに厚労省は、テクノロジーを活用して介護現場の生産性向上の取り組みを推進する介護人材の育成に着手。2024年10月に「デジタル中核人材育成事業」をオンライン研修の形式で開始した。

　その一方、同省は地域医療介護総合確保基金を活用し、「介護ロボット導入支援事業」「ICT導入支援事業」を2023年度まで継続して実施。2024年度予算では2つの補助事業を統合し、名称

表1◎都道府県が設置している介護生産性向上総合相談センター（2024年8月末時点）

都道府県	介護生産性向上総合相談センターの名称	電話番号
北海道	北海道介護現場業務改善総合相談センター	TEL：011-241-3982
青森県	あおもり介護生産性向上相談センター	TEL：017-777-0012
宮城県	宮城県介護事業所支援相談センター	TEL：022-211-2554
秋田県	あきた介護業務「カイゼン」サポートセンター	TEL：018-827-3217
山形県	山形県介護生産性向上総合支援センター	TEL：023-664-2778
福島県	ふくしま介護生産性向上支援センター	TEL：024-954-4035
茨城県	介護ロボットプラットフォーム事業	TEL：029-227-1215
千葉県	千葉県介護業務効率アップセンター	TEL：043-216-2011
東京都	介護職場サポートセンターTOKYO	TEL：03-3344-7275
神奈川県	介護生産性向上総合相談センター	TEL：045-662-9538
新潟県	新潟県介護職場DX・業務改善サポートセンター	TEL：050-3532-6168
富山県	とやま介護テクノロジー普及・推進センター	TEL：076-432-6305
福井県	ふくい介護テクノロジー・業務改善支援センター	TEL：0776-25-1365
山梨県	介護福祉総合支援センター	TEL：055-254-8680
長野県	長野県介護・障がい福祉生産性向上総合相談センター	TEL：026-232-0898
岐阜県	岐阜県介護生産性向上総合相談センター	TEL：058-201-3288
愛知県	あいち介護生産性向上総合相談センター	TEL：052-526-8609
三重県	みえ介護生産性向上支援センター	TEL：070-8434-0273
大阪府	大阪府介護生産性向上支援センター	TEL：06-6615-5201
兵庫県	ひょうご介護テクノロジー導入・生産性向上支援センター	TEL：078-925-9282
奈良県	介護ロボットプラットフォーム事業	TEL：0742-35-2701
和歌山県	和歌山県介護生産性向上総合相談センター	TEL：073-435-5225
鳥取県	介護ロボットプラットフォーム事業	TEL：0857-21-6571
岡山県	岡山県介護生産性向上総合相談センター	TEL：086-221-4565
広島県	介護職場サポートセンターひろしま（介サポひろしま）	TEL：082-207-2423
山口県	介護ロボットプラットフォーム事業	TEL：083-920-0926
香川県	介護ロボットプラットフォーム事業	TEL：087-826-3907
愛媛県	介護生産性向上総合相談センター	TEL：089-921-1461
佐賀県	介護ロボットプラットフォーム事業	TEL：0952-28-0326
長崎県	ながさき介護現場サポートセンター	TEL：095-872-7916
熊本県	介護ロボットプラットフォーム事業	TEL：096-351-3726
大分県	大分県介護DXサポートセンター	TEL：097-574-4571
鹿児島県	鹿児島県介護生産性向上総合相談センター	TEL：099-221-6617

住　所
〒060-0002 北海道札幌市中央区北２条西７丁目１番地 かでる2.7
〒030-0822 青森県青森市中央３丁目20-30 県民福祉プラザ
〒980-8570 宮城県仙台市青葉区本町３丁目８番１号 宮城県長寿社会政策課介護人材確保推進班
〒010-1412 秋田県秋田市御所野下堤5-1-1 秋田県中央地区シルバーエリア 介護労働安定センター秋田支部内
〒994-0044 山形県天童市一日町４丁目2-6
〒963-8041 福島県郡山市富田町字満水田27-8 ふくしま医療機器開発支援センター内
〒310-0021 茨城県水戸市南町3-4-10 水戸FFセンタービル６階 介護労働安定センター茨城支部内
〒260-0013 千葉県千葉市中央区中央3-3-1 フジモト第一生命ビル６階 介護労働安定センター千葉支部内
〒163-0718 東京都新宿区西新宿2-7-1 新宿第一生命ビルディング 東京都福祉保健財団内
〒231-0023 神奈川県横浜市中区山下町23番地 日土地山下町ビル９階 かながわ福祉サービス振興会内
〒950-0916 新潟県新潟市中央区米山2-4-1 木山第３ビル６階 介護労働安定センター新潟支部内
〒930-0094 富山県富山市安住町５番21号 富山県総合福祉会館（サンシップとやま）２階
〒910-0006 福井県福井市中央１丁目3-1 加藤ビル６階 介護労働安定センター福井支部内
〒400-0005 山梨県甲府市北新1-2-12 山梨県福祉プラザ１階
〒380-0836 長野県長野市南県町1082 ND南県町ビル５階 介護労働安定センター長野支部内
〒500-8113 岐阜県岐阜市金園町1-3-3 クリスタルビル２階 介護労働安定センター岐阜支部内
〒450-0003 愛知県名古屋市中村区名駅南2-14-19 住友生命名古屋ビル14階 介護労働安定センター愛知支部内
〒514-0004 三重県津市栄町３丁目243 関電第三ビル506号室
〒559-0034 大阪府大阪市住之江区南港北2-1-10 ATCビルITM棟11F（ATCエイジレスセンター内）
〒651-2181 兵庫県神戸市西区曙町1070 兵庫県立福祉のまちづくり研究所内
〒630-8115 奈良県奈良市大宮町4-266-1 三和大宮ビル２階 介護労働安定センター奈良支部内
〒640-8545 和歌山県和歌山市手平２丁目１－２ 県民交流プラザ和歌山ビッグ愛７階
〒680-0846 鳥取県鳥取市扇町116 田中ビル２号館２階 介護労働安定センター鳥取支部内
〒700-0904 岡山県岡山市北区柳町1-1-1 住友生命岡山ビル15階 介護労働安定センター岡山支部内
〒732-0816 広島県広島市南区比治山本町12-2 広島県社会福祉会館内
〒753-0824 山口県山口市穂積町1-2 リバーサイドマンション山陽Ⅱ2F 介護労働安定センター山口支部内
〒760-0023 香川県高松市寿町１丁目３番２号 介護労働安定センター香川支部内
〒790-0001 愛媛県松山市一番町１丁目14番10号 井手ビル４階 介護労働安定センター愛媛支部内
〒840-0816 佐賀県佐賀市駅南本町6-4 佐賀中央第一生命ビル8F 介護労働安定センター佐賀支部内
〒850-0035 長崎県長崎市元船町9-18 長崎BizPORT2F リージャス長崎BizPORTセンター内
〒860-0806 熊本県熊本市中央区花畑町1-1 大樹生命熊本ビル２階 介護労働安定センター熊本支部内
〒870-0161 大分県大分市明野東３丁目４番１号
〒892-0816 鹿児島県鹿児島市山下町14-50 カクイックス交流センター２階 鹿児島県介護実習・普及センター内

図2◎介護テクノロジー導入支援事業の概要
（地域医療介護総合確保基金（介護従事者確保分））〔「介護ロボット導入支援事業」「ICT導入支援事業」の発展的見直し〕

2024年度当初予算額　地域医療介護総合確保基金（介護従事者確保分）の97億円の内数（※前年度当初予算額は137億円の内数）
※下線部は2024年度までの拡充分。太字が2024年度で拡充した部分

補助対象

【介護ロボット】
●移乗支援、移動支援、排泄支援、見守り、入浴支援など、厚生労働省・経済産業省で定める「ロボット技術の介護利用における重点分野」に該当する介護ロボット

【ICT】
●介護ソフト（機能実装のためのアップデートも含む）、タブレット端末、スマートフォン、インカム、クラウドサービス、他事業者からの照会経費　等
●Wi-Fi機器の購入設置、業務効率化に資するバックオフィスソフト（勤怠管理、シフト管理等）

【介護現場の生産性向上に係る環境づくり】
●介護ロボット・ICT等の導入やその連携に係る費用
●見守りセンサーの導入に伴う通信環境整備
　Wi-Fi環境の整備、インカム、見守りセンサー等の情報を介護記録にシステム連動させる情報連携のネットワーク構築経費　等

【その他】
●上記の介護ロボットやICT等を活用するためのICTリテラシー習得に必要な経費

を「介護テクノロジー導入支援事業」に改めた（図2）。事業費は97億円の内数である。さらに2023年度補正予算では、補助対象の機器が共通する「介護テクノロジー定着支援事業」を含む「介護サービス事業者の生産性向上や協働化等を通じた職場環境改善事業」に351億円もの金額を計上した。いずれの事業も実施時期が2024年度で、都道府県の中には1つの事業のみ、あるいは2事業を統合して予算化するケースがあった。

　介護テクノロジー導入支援事業の補助対象は、主に（1）介護ロボット、（2）ICT機器、（3）介護現場の生産性向上に係る環境

図2◎介護テクノロジー導入支援事業の概要（続き）

補助要件等

介護ロボットのパッケージ導入モデル、ガイドライン等を参考に課題を抽出し、生産性向上に資する取り組みの計画を提出の上、一定の期間、効果を確認できるまで報告する（必須要件）

【介護ロボット】

区分	補助額	補助率	補助台数
○移乗支援 ○入浴支援	上限100万円	3/4（※）	必要台数
○上記以外	上限30万円		

【ICT】

補助額		補助率	補助台数
●1〜10人	100万円	3/4（※）	必要台数
●11〜20人	160万円		
●21〜30人	200万円		
●31人〜	260万円		

※一定の要件を満たす場合は3/4、それ以外は1/2

【介護現場の生産性向上に係る環境づくり】

補助要件（例示）	補助額・率
●取り組み計画により、職場環境の改善を図り、職員へ還元することが明記されていること ●既に導入されている機器、また本事業で導入する機器等と連携し、生産性向上に資する取り組みであること ●プラットフォーム事業の相談窓口や都道府県が設置する介護生産性向上総合相談センターを活用すること ●ケアプランデータ連携システム等を利用すること ●LIFE標準仕様を実装した介護ソフトで実際にデータ登録を実施すること 等	上限 1000万円 3/4

づくり──の3点である。

　（1）の介護ロボットの補助額は、移乗支援及び入浴支援の機器は100万円が上限で、それ以外の機器は30万円が上限だ。補助率は最大4分の3で、2023年度の介護ロボット導入支援事業（2分の1）より拡充された。（2）のICT機器の補助額は、事業所の従業員数に応じて100万〜260万円。補助率は（1）と同様、

最大4分の3である。(3)の対象になるのは、介護ロボット・ICT等の導入やその連携に係る費用、見守りセンサーの導入に伴う通信環境整備に係る費用。補助額の上限は1000万円で、補助率は4分の3だ。

なお、これらに共通する補助要件として、厚労省の「介護サービス事業の生産性向上に資するガイドライン」「介護ロボットのパッケージ導入モデル」などを参考に介護現場の課題を抽出し、生産性向上に資する取り組みの計画を自治体に提出した上で、効果を確認できるまで一定期間報告することが求められた。

補助額や補助要件などは各都道府県で異なる

注意したいのは、厚労省が示した介護テクノロジー導入支援事業の対象機器や補助額、要件などはあくまでも"標準例"であることだ。実際には各都道府県で事業名称や対象機器、補助額、要件、施設・事業所の選定方法などが異なる。

例えば、東京都は2024年度予算で「介護現場改革促進事業」として、(1)「デジタル機器導入促進支援事業」、(2)「次世代介護機器導入促進支援事業」などに24億5800万円(前年度比2.5％増)を計上。介護事業者への補助が手厚い内容になっている(注：以下の情報は2024年9月時点)。

(1)の対象となるのは介護業務支援システム導入等経費。具体的には、①ソフトウエアやクラウドサービス、②タブレット端

末・スマートフォン等のハードウエア、③Wi-Fiルーターなどのネットワーク機器、④他事業者からの照会等に応じた経費（説明資料の印刷代など）で、補助上限額は最大260万円（補助基準額×補助率4分の3）である。

　さらに（1）はシステムの選定・活用に関するコンサルティング等経費も対象になる点が特色だ。導入する機器等の検討や導入範囲の決定、導入した機器等の効果的な活用方法等について外部の専門家から支援を受けた費用を賄える。補助基準額は100万円で、補助率は4分の3（補助上限額75万円）である。

　これに対して（2）の対象は、①移動支援、排泄支援、見守り・コミュニケーション、介護業務支援に資する機器、②移乗介護、入浴支援に資する機器等だ。①の補助基準額は1台当たり最大60万円、補助率は4分の3で、②の補助基準額は1台当たり133万4000円、補助率は最大8分の7である。補助対象は施設・居住系サービスに加え、在宅（居宅）サービスの事業所も認められる。（1）と異なり、システム導入に関するコンサルティング等経費への補助はない。また（2）には、特別養護老人ホームや介護老人保健施設などを対象に見守り支援機器と通信環境の一体的な整備を支援するメニューもある。

　そのほか、補助対象となる介護施設・事業所の選定に独自のルールを定めている自治体もある。

例えば、広島県の「介護テクノロジー定着支援事業」は「魅力ある福祉・介護の職場宣言ひろしま制度」の認証を受けていることが申請時の要件となる。同制度は若い世代から進路・就職先として選ばれる福祉・介護業界になることを目指し、業界のイメージアップを図る狙いがある。「介護職員が安心して長く働ける職場」に関する一定の基準を満たしていることを「スタンダード」と「プラチナ」の2段階で認証する仕組みだ。

　また、情報セキュリティーへの取り組みを促す制度「SECURITY ACTION」の宣言を要件で求めている自治体も少なくない。同制度は「安全・安心なIT社会の実現」を目的に独立行政法人情報処理推進機構（IPA）が実施し、中小企業自らが情報セキュリティー対策を行うことを宣言するものだ。「1つ星」「2つ星」の2ランクがある。大阪府の「介護ロボット導入支援事業補助金」、福岡県の「介護ロボット導入支援事業費補助金」、福井県の「介護生産性向上推進事業補助金」（介護ロボット導入支援事業補助金）、三重県の「介護テクノロジー導入支援事業」などで要件化されている。

都道府県のHP等でこまめに情報収集を

　介護事業者の生産性向上を推進する国の方針が今後も続くとみられることから、都道府県の補助事業は2025年度以降も継続する見通しだ。ただし、事業者が補助事業の活用を申請する上では、留意すべき点が幾つかある。

その1つが、補助事業の募集・申請のスケジュール。申請期間は大半の都道府県で例年6～8月に集中するが、2024年は前述のように2023年度補正予算事業と2024年度予算事業の2つが並行して行われた影響から申請期間が9月以降にずれこむケースが少なからずあった。また都道府県によっては、前年に事前調査を実施し、申請の意思を示した事業者だけに個別に連絡してくるケースもある。補助事業の情報は都道府県のホームページ等でこまめにチェックしたい。

　補助事業の申請期間が比較的短い点にも注意すべきだ。都道府県の中には、募集開始から締め切りまで1カ月に満たないケースもある。補助事業の実施要綱などの情報が都道府県から出てから検討するのではなく、事前に計画を立てて申請をスムーズに行えるようにしておきたい。

　現場の職員がICT機器を使いこなすまでの時間や負担を踏まえると、多数の機器を一度に導入するのは難しい。3年程度かけて整備する前提で検討するのが現実的だろう。その際、厚労省の生産性向上ガイドラインなどを参考に介護現場の課題を把握し、解決につながるICT機器を選定することが求められる（第1章、第2章参照）。製品価格の見積もりなども併せて取得しておきたい。

　補助事業の申請から完了までの流れも、チェックすべきポイントだ。前述のように都道府県によって時期は異なるが、例年8月月ごろまでに事業者が申請した後、12月～翌年1月に交付先が

決定され、3月ごろまでに機器の発注・納品、実績報告の提出を行わなければならない。その上で、都道府県から補助金の確定通知・支払いを受けることになる。交付決定後のスケジュールが特にタイトになるため、実施要綱の内容を読み込んで十分理解しておくことが欠かせない。

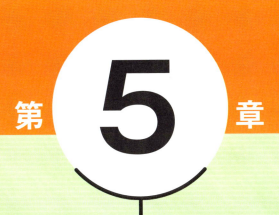

第5章 先進的な介護事業者のケースに見る生産性向上のヒント

CASE 1　104
社会福祉法人友愛十字会「砧ホーム」／東京都世田谷区

特養の職員配置を「2.7対1」に効率化
業務改善の成果で内閣総理大臣賞を受賞

CASE 2　121
(株) リフシア「リフシア松林」／神奈川県茅ヶ崎市

介護業務を補助するケアサポーターを戦力化
介護職員数の抑制と残業時間削減を実現

CASE 3　136
社会福祉法人善光会「フロース東糀谷」／東京都大田区

自法人の研究機関で200種類の機器の性能を実証
いち早く上位の生産性向上推進体制加算(I)を算定

CASE 4　142
SOMPOケア (株)／東京都品川区

特定施設の人員基準緩和の承認に向けて体制を整備
自社システムのデータ活用で各施設の業務改善を支援

CASE 5　151
社会福祉法人若竹大寿会／横浜市神奈川区

再現性重視の業務改善で人員配置を効率化
浮いた利益7000万円分を給与増の原資に

CASE 6　160
愛生館グループ／愛知県碧南市・安城市

ICTで夜間の直接巡視を廃止、業務を3割削減
3施設で生産性向上推進体制加算(I)を算定

CASE 7　167
一般社団法人慈恵会・介護老人保健施設「青照苑」／青森市

ICTで入浴介助業務を大幅に効率化
全職員の残業時間を8割超削減

CASE 8　173
(株) アズパートナーズ／東京都千代田区

「EGAO link」の導入で介護業務を省力化
機能訓練などの充実でケアの質向上も実現

case 1　社会福祉法人友愛十字会「砧ホーム」／東京都世田谷区

特養の職員配置を「2.7対1」に効率化
業務改善の成果で内閣総理大臣賞を受賞

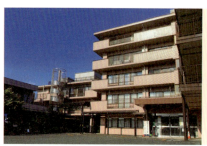

特別養護老人ホーム「砧ホーム」
開設地 ● 東京都世田谷区
特養の施設形態 ● 従来型多床室
定員 ● 特養60人（4人部屋15室）、短期入所生活介護4人（個室4室）
入所者の平均年齢 ● 89.1歳（2024年4月時点）
入所者の平均要介護度 ● 3.9（2024年4月時点）

　介護職員の配置人数を減らしながら、残業時間を大幅に削減し、有給休暇の取得率を100％に――。そんな難題に挑戦したのが、社会福祉法人友愛十字会（東京都世田谷区）の特別養護老人ホーム「砧ホーム」だ。

　1992年に開設した定員60人（従来型多床室）の同施設は、2010年代の半ばに業務改善を開始。ICT（情報通信技術）機器などの活用で介護職員の少数精鋭化を実現し、都内の特養の職員配置が平均2対1程度の中、人員配置基準の3対1に近い「2.7対1」を維持する（図1）。時間外労働時間が3分の1近くに減ったほか、常勤職員の有給休暇の取得率が100％に達し、新規に採用した常勤職員の離職率はゼロだ。2023年8月には「介護職員が働きやすい職場づくり」の先進施設として内閣総理大臣賞を受賞した（106ページ表1）。

第5章｜先進的な介護事業者のケースに見る生産性向上のヒント

図1◎「砧ホーム」における業務改善の主な成果

職員配置を効率化しながら、残業時間削減、有休取得率アップを実現

勤務ローテーションが可能な介護職員（常勤換算）			
2010年4月	25.6人	→ 2020年4月	17.0人
週当たりに必要な介護職員の延べ人数			
2016年	105人	→ 2020年	69人
人員配置の割合			
2015年4月	2.36：1	→ 2023年4月	2.73：1
介護職員の時間外労働時間数			
2015年	252.5時間／月	→ 2023年	92.0時間／月
常勤介護職員1人当たりの有給休暇の取得日数（取得率）[注1]			
2015年	1.09日（5.5％）	→ 2020年	22.55日（112.8％）
新規に採用した常勤介護職員10人の離職率			
	2017年4月～2023年3月の6年間で0％		

注1：有給休暇の付与日数は年間20日で、翌年までの繰り越しが可能

グループ担当制を段階的に廃止

　砧ホームが業務改革に乗り出したきっかけは、2010年代に顕著になった介護人材不足だ。「周辺地域で特養の新規開設が相次ぎ、介護職員の採用が困難になった」と前施設長の鈴木健太氏は振り返る。

　鈴木氏は2005年に看護師として友愛十字会に入職し、機能訓練指導員、介護主任、介護部長を経て、2017年10月に砧ホームの施設長に就任。業務改革を軌道に乗せた後は、もう1つの特養「友愛荘」（東京都町田市）の施設長を2023年4月から務め、法人本部事務局の総務部人材確保・育成推進室副室長、企画部介護生産性向上推進室長も兼務する。

表1◎内閣総理大臣賞の受賞理由

選考委員の総評
介護現場における生産性向上について、ガイドラインを有効活用することで、自施設の考えをうまく職員に浸透させており、他の模範となる取り組みといえる

取り組み概要
- 介護ロボットやICTの導入に先駆的に取り組み、見守りセンサーやインカム等のテクノロジーを効果的に活用することにより、過去6年間（2017年4月～2023年3月）に入職した常勤介護職員（10人）の離職者ゼロや介護事故の発生件数の6割減（2018年度と2019年度の比較）といった効果を生み出している
- 2018年度に厚生労働省が作成した「生産性向上に資するガイドライン」を施設運営のバイブルとし、当該ガイドラインの要素を自施設の事業計画に盛り込むなどにより、生産性向上に対する職員の理解を促しながら介護現場改革を推進するとともに、多職種協働原理（※）によるケアの質の向上に取り組んでいる

※「介護職の質がケアの質に直結する」との考えの下、介護職をメイン職種と位置付け、他職種が介護職をサポートすることで、その力を最大限引き出すという考え方

出典：厚生労働省老健局高齢者支援課介護業務効率化・生産性向上推進室

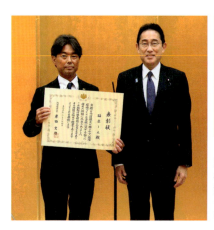

厚生労働省主催「介護現場における生産性向上推進フォーラム」（2024年3月5日開催）で、砧ホームの業務改善の取り組みについて鈴木健太氏が講演した動画を視聴できます。

「介護職員が働きやすい職場づくり」で2023年8月に内閣総理大臣賞を受賞した社会福祉法人友愛十字会の特別養護老人ホーム「砧ホーム」の施設長（当時）を務めた鈴木健太氏（左）。右は岸田文雄首相（当時）

　砧ホームでは2010年当時、勤務ローテーションが可能な介護職員の数が常勤換算で25.6人（4月時点）に達していた。だがその後、他施設に人材が流出して人繰りが厳しくなり、時間外労働時間や有給休暇の未消化日数が急増した。

第5章｜先進的な介護事業者のケースに見る生産性向上のヒント

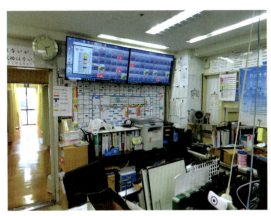

介護・看護職員などが常駐するケアステーション

　その一方、鈴木氏は同施設の介護現場の実態に疑問も感じていた。人材が流出したとはいえ、職員の配置割合は人員基準の「3対1」に比べればはるかに手厚かった。「食事以外の時間帯に手持ち無沙汰にしている介護職員が少なからずいるのを見て、『業務にムダが多いのではないか』と考えるようになった」と鈴木氏。2013年に介護主任になったのを機に、業務改善の検討を重ねていった。

　複合福祉施設の2階にある砧ホームでは当時、同じフロアの入所者60人を3グループに分け、グループごとに介護職員を配置。1日のケア業務を「夜勤明け」「早番」「日勤」「遅番」「夜勤入り」の5人が分担し、3グループに計15人の介護職員が必要だった（108〜109ページ図2）。だが、「介護職員の配置が固定され、グループ間で臨機応変に支え合うのが難しかった」（鈴木氏）。そこでグループ担当制を段階的に廃止し、入所者全体をより少ない

図2◎「砧ホーム」の業務改善前後における介護職員の勤務シフトの変化

業務改善前		
夜勤明け	3人	16時30分〜9時30分
早番	3人	7時15分〜16時15分
日勤	3人	8時30分〜17時30分
遅番	3人	11時〜20時
夜勤入り	3人	16時30分〜9時30分
計	15人	(週当たり105人が必要)

入所者60人を3グループに分け、各グループの1日のケア業務を専任の介護職員5人(計15人)が担当する体制(グループ担当制)

グループ担当制を段階的に廃止し、入所者60人への1日のケア業務を介護職員10人が分担する体制に移行

業務改善後			7時	8時	9時	10時	11時
夜勤明け (※深夜勤1人[0時〜9時30分]を含む)	3人	16時30分〜9時30分	離床支援注2、水分補給、朝食介助、フロア・ナースコール対応注3		間接業務		
早番	2人注1	7時15分〜16時15分		水分補給、朝食介助、排泄介助、配薬支援注4		入浴介助	休憩
日勤	1人注1	8時30分〜17時30分			臥床支援、フロア・ナースコール対応、水分補給、昼食介助(配膳中心)		
遅番	2人	11時〜20時					離床支援
夜勤入り	2人	16時30分〜9時30分					
計	10人注1	(週当たり69人が必要)					

介護職員で効率的に介助できる体制への移行を目指した。

入浴介助の業務フローを変更

鈴木氏がまず着目したのが入浴介助業務。「それまで入所者一人ひとりが浴槽にゆっくり浸かる個浴（個別入浴）を重視していたが、担当する早番・遅番の職員の負担が非常に大きく、時間もかかっていた。3M（ムリ・ムダ・ムラ）をなくす観点から業務内容を見直し、『座位を取れない入所者に個浴が必要なのか』などと他の職員と話し合った」と鈴木氏は話す。

検討の末、「職員ファーストあってこその入所者ファースト」

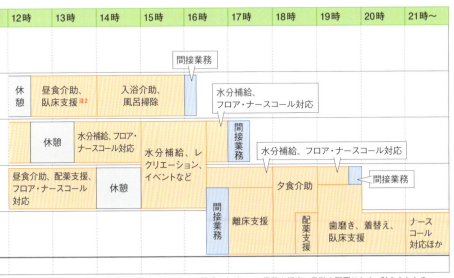

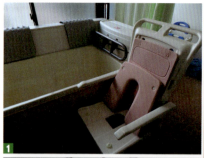
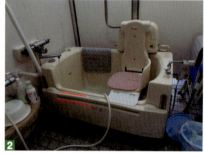
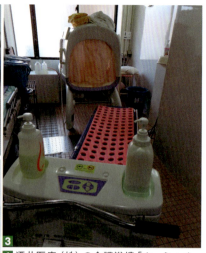

1 酒井医療(株)の介護浴槽「ホーミィイース」は、要介護者のADLに合わせて、立位・座位・車いすそれぞれによる入浴が可能。砧ホームでは主に自立歩行が可能、あるいは座位が取れる入所者向けに使う **2** 酒井医療(株)の介護浴槽「パンジーi」は、昇降ユニットを使って浴槽内で入浴できる。姿勢が安定しにくい要介護者でも座位を取りやすい **3** エア・ウォーター(株)の特殊浴槽「美浴(びあみ)」。ストレッチャー(手前)に入所者が寝た状態でドーム型の入浴装置(奥)に入り、ミストシャワーを浴びる仕組み

との結論に至り、グループ別に行っていた業務フローの変更を決定。入所者のADL(日常生活動作)や機能に着目して(1)歩行が可能、(2)座位が可能、(3)座位が困難――の3タイプに分類し、それぞれに適した3種類の介護浴槽ごとに早番の職員が専任で担当する体制に改めた。以下は砧ホームにおける製品別の使用例だ(上の写真参照)。

酒井医療（株）（東京都新宿区）の「ホーミィイース」は、要介護者のADLに合わせて、立位・座位・車いすのいずれでも入浴できる浴槽。砧ホームでは主に自立歩行が可能、あるいは座位が取れる入所者向けに使うことにした。同じく酒井医療の「パンジーi」は、昇降ユニットを使って浴槽内で入浴できるのが特徴。姿勢が安定しにくい要介護者でも座位を取りやすい。これに対して、エア・ウォーター（株）（大阪市中央区）の特殊浴槽「美浴（びあみ）」の主な対象者は座位が困難な重度者。ストレッチャーに入所者が横たわった状態でドーム型の入浴装置に入り、ミストシャワーを浴びる仕組みだ。

　それぞれの浴槽でADLや機能が同程度の入所者の入浴介助を早番の職員が連続して行うことで、ケアが効率化。さらに1日の入浴介助の対象を前述の3タイプの入所者のうち2タイプに限定したことで早番の職員が3人から2人に減り、業務に要する時間が大幅に短縮した。業務改善前の入浴介助の対象者数は1日に午前3人・午後4人程度だったが、業務改善後は午前10人・午後10人と飛躍的に増えた。

　またインカムの使用で、職員間の情報共有の迅速化も図った。（株）ティービーアイ（東京都中央区）のインカムシステム「クリアトークカム」を導入し、全職員がマイク付きイヤホン端末を耳に装着。「入浴介助時に入所者の傷の状態などを介護職員が確認した場合、以前は看護師を呼びに行く手間が発生していた。インカム導入後は『○○さんの処置をお願いします』などと伝えれば

済むようになった」と鈴木氏は語る。

配置職員が1日15人から10人に

　業務改善の対象は入浴介助にとどまらない。介護主任と介護副主任が中心となって1日の各業務に潜む3Mを見つけ出し、解消する方策を検討。3つのグループを段階的に統合しながら各職員の役割分担を明確にすることで、配置職員の数を少しずつ減らしていった。

　数年にわたる試行錯誤の結果、2020年には入所者60人のケアを介護職員が分担する現在の体制が出来上がった（108～109ページ図2）。1日の配置職員数は「早番」「遅番」「夜勤入り」のそれぞれが業務改善前の3人から2人に、「日勤」が3人から1人に減り、計15人から10人になった。各職員の業務内容が極力重複しないようにしているのがポイントだ。

　先述の通り、入浴介助業務は早番の2人が専ら担当。食堂などのフロアにおける入所者のケアは主に日勤の1人が対応する。入浴のプログラムがない日曜日は、早番2人がフロア業務を担当するため日勤の配置がなく、1日の職員数は1人少ない9人となる。レクリエーションなどは、日勤と遅番の計3人がフロアで対応できる15～17時に実施している。

　日勤の配置が1人で済んだ要因の1つは、見守り機器の導入によるケアの効率化だ。施設内にWi-Fi環境を整備し、パラマウン

第5章｜先進的な介護事業者のケースに見る生産性向上のヒント

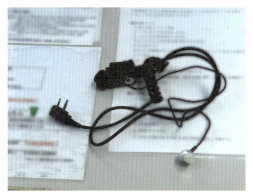

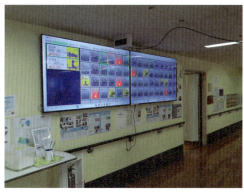

(株)ティービーアイのインカムシステム「クリアトークカム」のマイク付きイヤホン端末（上）。パラマウントベッド(株)の「眠りSCAN」で検知した入所者の情報を合成音声に自動変換して伝達できる。「眠りSCAN」の各入所者の情報は廊下の大型モニターでも表示（下）。フロアの介護職員が随時チェックしている

トベッド(株)（東京都江東区）の「眠りSCAN」のセンサーを全ベッドに設置。入所者60人全員の「睡眠」「覚醒」「離床」などの状態や呼吸、心拍のデータをリアルタイムで把握できる。各入所者の情報はケアステーション内のモニター、職員が携帯するスマートフォン・タブレットのほか、食堂・廊下のモニターにも映し出し、介護職員がフロアのどこにいても随時チェックできる。「食事の後に居室に戻る入所者の状態を眠りSCANで確認し、必要に応じて訪室などを行えるようになった」（鈴木氏）。

113

さらに、眠りSCANとクリアトークカムの両製品に搭載された連携機能も、職員間の情報共有を円滑にした。センサーが検知した入所者の情報は合成音声に自動変換され、「○○さんが覚醒しました」などとインカムに伝達。日勤の職員がフロアから離れて居室に駆け付ける際、インカムで看護職員、生活相談員らにフロア不在時のサポートを依頼できる。

　なお、同施設ではグループ担当制の廃止後も、入所者ごとにケアプラン原案の作成や体調管理などの責任を持つ介護職員の担当制を維持している。そのため、日勤のフロア業務は見守りが中心で、各入所者のADLや注意事項を把握していれば対応できる。気を配る対象は、急に立ち上がったり徘徊するリスクのある一部の入所者に限られる。

見守り機器が随所で効果を発揮

　夜勤業務を効率化する上でも、眠りSCANは有効に働いた。「導入前は深夜帯の巡視で訪室し、入所者を起こしてしまったり、度重なる訪室による夜勤職員の負担が大きかった。導入後はモニターで各入所者の状態をチェックできるため、睡眠中の入所者への訪室を避けるとともに、訪室回数の減少で夜勤職員の負担も緩和された」(鈴木氏)。

　さらに成果を上げたのが離床支援のケアだ。砧ホームの建物は「コの字」型の構造で、以前はフロア中央のケアステーションから最も遠い部屋を始点として順番に夜勤職員が起床介助を行って

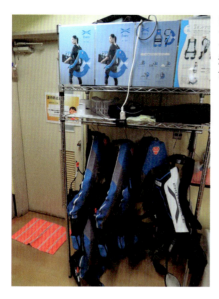

(株)イノフィスの介護補助具「マッスルスーツ」。付属のポンプから圧縮空気を送り込んで装着者の筋力を補助し、腰への負荷を軽減できる。昼夜を問わず、介護職員が排泄介助などに使用

いた。だが、ケアステーションに近い部屋の入所者が先に目覚めてナースコールを鳴らすケースが頻発し、夜勤職員が対応に追われていた。眠りSCANの導入後は、目が覚めた入所者をセンサーが把握して優先的に介助できるようになり、効率的な起床介助と夜勤職員の負担軽減につながった。

眠りSCANの導入は、朝食時の光景も一変させた。「それまでは睡眠中の入所者を起こして食堂に誘導することが多かったため、テーブルに着席してもウトウトし、喫食状況も良くなかった。導入後は覚醒した状態で食事を取れるため、喫食率が格段に向上した」と鈴木氏は話す。例えば、97歳の要介護5の女性は食事で全介助の状態だったが、現在は水分補給の際に自分でむせずに飲み込めるようになっているという。

表2 ◎ 生産性向上ガイドラインにおける「業務改善の7つの取り組み」と砧ホームのケース

業務の明確化・役割分担、手順書の作成などで業務改善に注力

	BEFORE	AFTER	「砧ホーム」の業務改善の取り組み
①職場環境の整備	整理・整頓ができていないため、資料を探すにも時間がかかる	何がどこにあるか、すぐに把握できるようになる	5S活動（整理・整頓・清掃・清潔・しつけ）、居室担当制による居室環境の整備
②業務の明確化と役割分担 （1）業務全体の流れを再構築	介護職の業務が明確化されていない	業務を明確化し、適切な役割分担を行いケアの質を向上	3M（ムリ・ムダ・ムラ）の解消、勤務シフトの見直し、外部委託業務内容（清掃・給食）の見直し
（2）テクノロジーの活用	職員の心理的負担が大きい	職員の心理的負担を軽減	新たな福祉機器、介護ロボット及びICTの活用
③手順書の作成	職員によって異なる申し送り	申し送りを標準化	ケア要領の作成と更新（年1回以上）、医務係業務マニュアルの作成
④記録・報告様式の工夫	帳票に何度も転記	タブレット端末やスマートフォンによるデータ入力（音声入力含む）とデータ共有	介護記録ソフトの導入、情報共有ノートのデジタル化、介護係勤務表作成の自動化
⑤情報共有の工夫	活動している職員に対してそれぞれ指示	インカムを利用したタイムリーな情報共有	インカムの導入、議事録押印のデジタル化
⑥OJTの仕組みづくり	職員の教え方にブレがある	教育内容と指導方法を統一	キャリア段位制度の認定者の輩出（年6人）
⑦理念・行動指針の徹底	イレギュラーな事態が起こると職員が自身で判断できない	組織の理念や行動指針に基づいた自律的な行動	年度目標の共有（施設内の掲示）、介護係主任による介護職員面談の実施（6月）

厚生労働省「介護サービス事業（施設サービス分）における生産性向上に資するガイドライン」を基に作成

　こうしたICT機器を活用した効率的な夜勤体制は、人員配置基準や介護報酬でも評価されている。2021年度介護報酬改定では、ICT機器の導入などを要件に特養の夜勤職員の配置基準が緩和。入所者60人の場合、「原則2人以上」の基準に対して「1.6人以

上」の配置が認められた。主な要件は、(1)全床に見守り機器を導入、(2)夜勤職員全員がインカム等のICTを使用、(3)安全体制を確保――である。さらに、これらの特養を対象に「夜勤職員配置加算」の算定要件も緩和された。

砧ホームでは2021年から夜勤職員の配置や加算算定で緩和措置の適用を届け出ている。ただし、通常は基準ギリギリの職員配置を避け、2人以上を確保。あくまでも職員の体調不良などで欠員が生じた場合の"保険"と位置付けている。「夜勤職員の人繰りは大変なので、緩和措置はありがたい」と鈴木氏は語る。

インカムや見守り機器に限らず、砧ホームで導入したテクノロジー機器は数多い。その1つが、(株)イノフィス（東京都八王子市）の介護補助具「マッスルスーツ」。付属のポンプから圧縮空気を送り込んで装着者の筋力を補助し、腰への負荷を軽減する。介護職員が排泄介助などに使用しているという。なお、これらのICT機器や福祉機器の導入に当たっては、東京都などの補助金を活用した。

ガイドラインを施設のバイブルに

これまで見てきた砧ホームの介護業務効率化の取り組みは、厚生労働省が2018年に策定した「介護サービス事業（施設サービス分）における生産性向上に資するガイドライン」の内容と重なる。「業務改善を始めた時期はガイドラインの策定前だが、策定後に内容を見ると、いずれも砧ホームの活動と共通していた。今

表3◎「生産性向上推進体制加算」の算定要件で導入を求められるテクノロジー

見守り機器	パラマウントベッド(株):「眠りSCAN」
インカム等	(株)ティービーアイ:「クリアトークカム」
介護ソフト等	(株)日立システムズ:「福祉の森タブレット」

ではガイドラインを業務改善活動のバイブルにしている」と鈴木氏は話す。

　具体的には、毎年度の事業計画を「業務改善の7つの取り組み」に沿って作成（116ページ表2）。「業務の明確化と役割分担」「情報共有の工夫」など7つの項目で、職種別に目標を設定して達成状況を確認している。

　例えば、「OJTの仕組みづくり」では、介護職の専門知識と実践的スキルを7段階で評価する国の「介護プロフェッショナルキャリア段位制度」を職員育成の手段として活用。年間6人の認定者の輩出を2021年度の目標に掲げ、既に介護職員の全員（最近の異動者を除く）が「レベル2（2）」（一定の指示の下、ある程度の仕事ができる）の認定を受けている。

今後はデータ活用をさらに強化

　2024年度介護報酬改定で創設された「生産性向上推進体制加算」の上位区分の加算（Ⅰ）を、砧ホームは2024年4月から算定している。算定要件で設置が求められる見守り機器やインカムなどは、眠りSCANやクリアトークカムなどを申請（表3）。これ

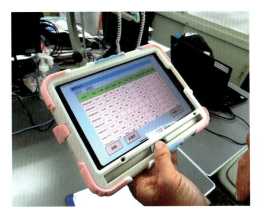

(株)日立システムズの介護記録ソフト「福祉の森タブレット」システム。入所者ごとに体温・血圧・脈拍などのバイタルデータの履歴を確認できる

らの製品の導入に伴い、総労働時間・時間外労働時間の短縮、有給休暇日数の維持・増加などの「成果」が出たことで算定が可能になった。

同様に要件化されている「委員会」(「利用者の安全並びに介護サービスの質の確保及び職員の負担軽減に資する方策を検討するための委員会」)については、活動の目的別に組織化。これまで業務改善の中心的な役割を担ってきた(1)「業務調整会議」、(2)「ロボット活用推進会議」に加え、2024年4月に(3)「生産性向上委員会」を新たに立ち上げた。

(1)は事業計画に位置付けた業務改善の7つの取り組みについて、職種別に進捗状況をチェックする。(2)はICT機器などの活用法の検討や点検を行う。(3)は生産性向上ガイドラインの内容に基づき、「気づきシート」「課題把握シート」などのツール

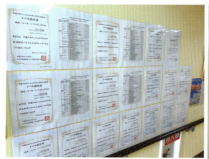
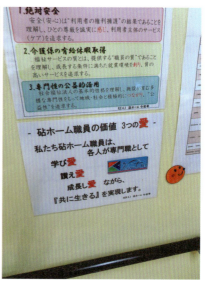

各介護職員が取得した「介護プロフェッショナルキャリア段位制度」のレベル認定証は壁に張り出している（上）。右は砧ホームの理念

を用いて職種横断で現場の課題解決に取り組む。（1）（3）は月1回、同じ日に各職種のメンバーが集まって開催。（2）は月2回、介護職員のリーダー会議と同じ日に実施する。

　さらに（2）は協議内容を拡充し、「ロボット・ICT活用会議」として2024年4月に刷新。眠りSCANで収集したデータの活用の幅を広げるのが狙いだ。例えば、看取り期の入所者への対応。「入所者の呼吸が浅く速くなる状態は死期が近付いているサインなので、すぐ家族に連絡すれば最期の時を一緒に過ごせる」（鈴木氏）。

　砧ホームでは今後、生産性向上の取り組みと併せてデータ活用にも注力していく方針だ。　　　（記事の情報は2024年8月時点）

case 2 （株）リフシア「リフシア松林（しょうりん）」／神奈川県茅ヶ崎市

介護業務を補助するケアサポーターを戦力化
介護職員数の抑制と残業時間削減を実現

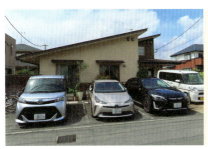

**小規模多機能型居宅介護事業所
「リフシア松林（しょうりん）」**

開設地 ● 神奈川県茅ヶ崎市
定員 ● 登録29人、通い18人、泊まり9人
利用者の平均年齢 ● 86.5歳（2024年7月時点）
利用者の平均要介護 ● 3.1（2024年7月時点）

　（株）リフシア（神奈川県茅ヶ崎市）は、茅ヶ崎市と藤沢市で地域密着型サービスを主力に展開している。2024年8月現在、両市で小規模多機能型居宅介護7カ所、看護小規模多機能型居宅介護2カ所、定期巡回・随時対応型訪問介護看護2カ所、認知症高齢者グループホーム5カ所などを運営。エリアを絞り込んで事業所を集中展開するドミナント戦略を取ってきた。

　2006年の介護保険制度改正で小規模多機能型居宅介護が創設されたのを受け、第1号事業所「らいふ松林」（現：リフシア松林）を同年12月にオープン。以後、リフシア松林は介護現場の業務改善や生産性向上に積極的に取り組んできた。

介護職員が10.4人から8.4人に

　小規模多機能型居宅介護は、要介護者の在宅生活を支えるため

に「通い」「泊まり」「訪問」のメニューを組み合わせて24時間365日体制で提供するサービスだ。介護職員の業務内容は、利用者の自宅・事業所間の送迎や食事・入浴の介助、宿泊する利用者への夜間対応、利用者の自宅への訪問による安否確認など多岐にわたる。

利用者一人ひとりの状態やニーズに応じてケアプランを随時見直し、柔軟にケアを行うため、1日のスケジュールや業務内容・所要時間は毎日のように変わる。介護職員は介護業務に加え、掃除・洗濯などの間接業務も担うため、介護記録の作業が勤務時間内に終わらず残業になるケースも少なくない。リフシア松林でも以前は介護職員の負荷が重かった。

同事業所が介護業務の効率化に着手したのは2019年。以降、

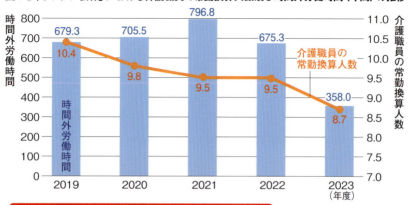

図1◎「リフシア松林」における介護職員の常勤換算人数及び時間外労働時間（年間）の推移

介護職員の配置人数を減らしながら、時間外労働時間を短縮

成果が少しずつ表れ、介護職員の配置人数を抑えながら時間外労働時間を削減した。2019年度に介護職員の常勤換算人数は10.4人、時間外労働時間は年間679.3時間あったが、2023年度にはそれぞれ8.7人、358.0時間に減少（図1）。2024年7月現在の介護職員の配置は約8.4人だ。

「介護職員が減った理由は、高齢による退職や他の施設・事業所への異動だが、その後は人員を補充しなくても現場に支障が出ていない」と取締役副社長の小嶋達之氏は語る。

ケアサポーターは「専門職」

介護業務の効率化で大きな役割を果たしたのが、介護職員を補佐する「ケアサポーター」だ。2019年に配置を開始後、当初の業務内容は掃除・洗濯などの間接業務が中心だったが、今では「介護業務の補助」も担っている（124ページ表1）。

介護業務の補助の一例は、介護職員が泊まり・訪問の利用者への対応でフロアを離れた時の通いの利用者の見守り。さらに足浴やアクティビティーの準備も業務の対象だ。介護・看護職員からインカムで依頼を受けると、足浴の開始前にバケツにお湯を入れて利用者の足元に置いたり、アクティビティーの開始に合わせてテーブルの移動や利用者の案内などを行う。「介護・看護職員は準備の負担から解放され、プログラムをスムーズに開始できる」（小嶋氏）。

表1 ◎「ケアサポーター」の業務内容

間接業務

❶掃除 ❷洗濯 ❸洗濯物の畳み・片付け ❹植木・花の手入れ・水やり ❺お風呂の準備・掃除 ❻施設内の消毒 ❼食事の配膳・下膳 ❽おやつの準備・片付け(食器洗いなど) ❾お茶出し ❿ごみ捨て ⓫環境整備(ベッドメイクなど) ⓬買い物 ⓭家電製品の季節ごとの掃除・収納(加湿器、エアコン、換気扇など) ⓮納戸や居室のクローゼット・押し入れ・棚の整理などの定期的な実施

介護業務の補助

❶見守り:フロアに介護職員がいなくなる場合や、泊まり・訪問の利用者への対応のために介護職員がフロアを離れる場合、通いの利用者の見守りを担当(介護職員がインカムで利用者の見守りをケアサポーターに依頼) ❷足浴の準備:看護職員の業務が立て込んでいる場合、利用者を待たせないように足浴を準備(看護職員がインカムで足浴の準備をケアサポーターに依頼し、準備できたらケアサポーターが看護職員にインカムで報告。看護職員が利用者の足浴を支援し、必要に応じて処置を行う) ❸口腔ケアの準備:食事・服薬後の利用者への口腔ケアをスムーズに実施できるように準備 ❹来所時・帰宅時の荷物チェック:利用者の忘れ物がないように私物を管理し、帰宅時に確実に渡す ❺アクティビティーの準備:介護職員が送迎から事業所に戻り次第、定時にアクティビティーを開始できるように、テーブルの移動や利用者の案内などの準備を行う ❻アクティビティー:送迎に時間がかかり、介護職員の戻りが遅れている場合、利用者を待たせないようにケアサポーターが先に体操などのプログラムを開始 ❼お茶出し:とろみ付けが必要な利用者のために必要量をスプーンで計測して提供(利用者ごとの必要量、とろみ材についての研修を看護師が事前に実施)

ケアサポーターの戦力化で、間接業務に加えて介護業務の補助も実施可能に

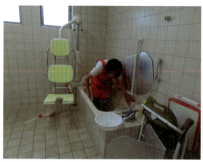

浴槽の掃除もケアサポーターの業務の1つ

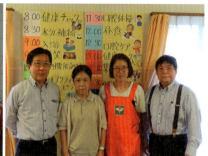

左から取締役副社長の小嶋達之氏、「リフシア松林」管理者の阿部由美子氏、ケアサポーターの川口奈保美氏、取締役サービス統轄部担当の小室一則氏

来所時・帰宅時の荷物チェックもケアサポーターが担当。「以前は利用者の忘れ物が多く、点検する介護職員の負担が重かったが、ケアサポーターが確認する体制になって非常に楽になった」と管理者で看護師の阿部由美子氏は話す。

　もっとも、リフシア松林でケアサポーターの運用が定着するまでには相応の時間を費やした。

　介護職員の業務内容は直接ケアと間接業務が複雑に絡み合うため、間接業務を切り離してケアサポーターの役割を明確にする必要がある。同事業所では当初、各職員が様々な業務をその都度ケアサポーターに頼んだため、大きな混乱を招いた。「プログラムの予定やケアサポーターの負荷を踏まえて業務を組み替えられなかったのが原因。無理のないタスクシフトの案を管理職が再検討し、現場の意見を聞いて修正しながらルール化していった」と取締役サービス統轄部担当の小室一則氏は振り返る。ケアサポーターが間接業務に慣れて余裕が出てからは、徐々に介護業務の補助の対象範囲を拡大した。

　2024年7月現在の勤務シフトの例は126〜129ページ図2の通りである。ケアサポーターの勤務時間は日曜日を除く週6日、9〜18時（1時間の休憩を含む）が原則だ。30歳代の主婦と60歳代女性の2人が勤務し、後者は介護福祉士の有資格者で介護職員も兼務している。

図2◎「リフシア松林」における職員の勤務シフトの例（2024年）

勤務時間帯	スケジュール	ケアサポーター 9:00～18:00	介護業務1 7:00～16:00	介護業務2 8:00～17:00
7:00	●起床・整容		●申し送り ●起床介助 ●朝食介助	
7:15				
7:30	●朝食			
7:45				
8:00	●口腔ケア			
8:15				
8:30	●バイタル測定			
8:45				
9:00	●水分摂取 ●歓談	●施設内掃除 ●洗濯 ●トイレ掃除 ●入浴準備	●訪問・送迎	●申し送り ●訪問・送迎
9:15				
9:30				
9:45				
10:00		★来所時荷物チェック		
10:15		★アクティビティー準備		
10:30	アクティビティー ●口腔体操 ●入浴 ●トイレ誘導	●ベッドメイク（通所午睡準備）		
10:45				
11:00		●玄関、外回り掃除 ●花の水やり、手入れ	●トイレ誘導 ●配膳（昼食準備）	●入浴介助 ●トイレ誘導
11:15				
11:30		●昼食準備、お茶の準備 ★口腔ケア準備	休憩	
11:45				
12:00		休憩		●食事介助
12:15				
12:30	●昼食・服薬 ●口腔ケア ●トイレ誘導		●服薬 ●トイレ誘導 ●口腔ケア	
12:45				
13:00		●ゴミ捨て		休憩
13:15		●洗濯		
13:30	●アクティビティー ●入浴 ●個別機能訓練	★アクティビティー準備	●入浴介助 または アクティビティー ●個別機能訓練	●入浴介助 または アクティビティー ●トイレ誘導
13:45		●植木、花の水やり		
14:00		●おやつ準備 ●洗濯		

★印は「介護業務の補助」
注1：利用者一人ひとりの状態やニーズに臨機応変に対応する小規模多機能型居宅介護のサービスの性格上、スケジュール及び業務内容・所要時間はあくまでも目安

勤務時間帯	介護業務3 10:30～19:30	介護業務4 11:30～20:30	看護業務 9:00～18:00	夜勤業務 17:00～翌10:00
7:00				● 起床介助
7:15				
7:30	ケアサポーターの配置で介護職員の負担を大幅に軽減			● 申し送り ● 朝食
7:45				
8:00				● 服薬
8:15				● 口腔ケア
8:30				● 受け入れ
8:45				● バイタル測定
9:00			● 申し送り	● 水分補給
9:15			● 配薬	● 見守り
9:30			● バイタル測定	● ゴミ集め
9:45			● 受け入れ	● アセスメント会議
10:00				
10:15			● 入浴後処置	
10:30			● 往診・訪問看護	
10:45	● 申し送り		への対応	
11:00	● アクティビティー			
11:15				
11:30	● トイレ誘導	● 申し送り	● 記録	
11:45				
12:00				
12:15			● 食事介助	
12:30	● 食事介助	● 訪問・送迎		
12:45	● 服薬			
13:00	● トイレ誘導			
13:15	● 口腔ケア		休憩	
13:30				
13:45		● 入浴介助		
14:00	休憩		● 服薬状況の確認	

図2◎「リフシア松林」における職員の勤務シフトの例（2024年）（続き）

勤務時間帯	スケジュール	ケアサポーター 9:00～18:00	介護業務1 7:00～16:00	介護業務2 8:00～17:00
14:00	●アクティビティー ●入浴 ●個別機能訓練	●おやつ準備 ●洗濯	●入浴介助 または アクティビティー ●個別機能訓練	●入浴介助 または アクティビティー ●トイレ誘導
14:15				
14:30				
14:45				
15:00	●おやつ ●入浴	★帰宅時 荷物チェック ●食器洗い		●おやつ介助 ●トイレ誘導
15:15				
15:30				
15:45				
16:00	●足浴 ●個別機能訓練	●風呂掃除、消毒 ★足浴準備 ●ゴミ捨て ●居室ベッドメイク （宿泊対応）		●帰宅準備 ●個別機能訓練
16:15				
16:30				
16:45				
17:00	●歓談			
17:15	●ゲーム	●夕食準備 ★水分準備（とろみ材を含む） ★口腔ケア準備		
17:30	●口腔体操			
17:45				
18:00				
18:15				
18:30	●夕食・服薬 ●口腔体操 ●帰宅準備 （通所） ●自由時間			
18:45				
19:00				
19:15		※介護職員は介護業務1～4にそれぞれ1人を8時間配置（休憩1時間を除く）。夜勤業務（17時～翌10時）の16時間（休憩1時間を除く）を加えると、介護職員の1日当たり勤務時間は計48時間、1週間の勤務時間は計336時間（48時間×7日）となる。介護職員の週当たり勤務時間が40時間であることから、配置人数は常勤換算で約8.4人（336時間÷40時間）となる（2024年7月時点）。なお、介護職員の勤務時間数にケアサポーターの勤務時間は含まれていない		
19:30				
19:45				
20:00	●就寝			
20:15				
20:30				
20:45				
21:00				

★印は「介護業務の補助」
注1：利用者一人ひとりの状態やニーズに臨機応変に対応する小規模多機能型居宅介護のサービスの性格上、スケジュール及び業務内容・所要時間はあくまでも目安

勤務時間帯	介護業務3 10:30〜19:30	介護業務4 11:30〜20:30	看護業務 9:00〜18:00	夜勤業務 17:00〜翌10:00
14:00	休憩	・入浴介助	・服薬状況の確認	
14:15				
14:30		休憩		
14:45				
15:00	・おやつ介助		・処置 ・往診・訪問看護 　への対応 ・見守り ・足浴 ・連絡ノート ・預かり薬の 　後日分の作成	
15:15				
15:30	・訪問・送迎			
15:45				
16:00				
16:15				
16:30		・トイレ誘導 ・帰宅準備 ・訪問・送迎		
16:45				
17:00				・申し送り
17:15			・看護記録 ・申し送り入力	・トイレ誘導
17:30				
17:45				
18:00		・夕食介助		・夕食介助
18:15				
18:30	・夕食介助 ・服薬 ・口腔ケア ・就寝準備介助	・服薬 ・口腔ケア ・トイレ誘導		・服薬 ・口腔ケア
18:45				
19:00				・就寝準備介助
19:15				
19:30		・送迎（夕食後） ・就寝準備介助		休憩
19:45				
20:00				
20:15				
20:30				
20:45				・夜勤業務
21:00				

同社ではケアサポーターを「介護職員を補佐する専門職」と位置付けており、介護職員や看護職員、リハビリテーション職などと同様に処遇改善も実施する。新入職者のパートの時給は1171円でスタートし、昇給額は週30時間以上の勤務であれば70円、週20時間以上30時間未満であれば65円、週20時間未満であれば60円だ。週32時間以上の勤務の場合、賞与は年間最大22万円になる。

　実際、ケアサポーターには専門職としての意識が根付きつつある。「例えば、掃除1つ取っても、やり方が以前と変わってきた。椅子に座っている利用者の足元の床を掃除する時は、機能訓練の一環で脚を上げてもらうように掛け声を出すなど工夫を凝らしている」(阿部氏)。

　ケアサポーターは将来の介護職員の"予備軍"としても期待できる。「リフシア松林では過去にケアサポーターから介護職員になった職員が1人いる。今では夜勤業務にも従事し、介護福祉士の資格取得を目指している」と阿部氏は明かす。

　ケアサポーターを戦力化した結果、前述のように介護職員の配置を常勤換算8.4人まで抑えられた。小規模多機能型居宅介護の人員配置基準上、同事業所に最低限配置しなければならない介護職員は常勤換算7.0人で、まだ効率化の余地がある。「介護職員の年齢が40歳代後半で、身体への業務の負荷を考えると、人員基準をやや上回る現状の配置が最適かもしれない。今後の職員配

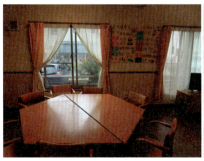
「リフシア松林」のリビング

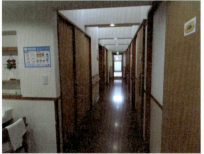
「リフシア松林」の廊下と宿泊室

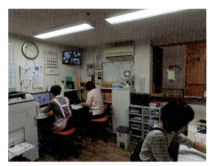
「リフシア松林」の事務室

置の在り方は現場への影響を十分考慮して判断したい」と小室氏は語る。

テクノロジーによる業務効率化も

　リフシア松林では業務効率化に向けて、テクノロジー機器も取り入れた。

　宿泊室に配備するナースコールは2017年9月に機種を変更。通報した利用者の部屋番号をリビングの電光板に表示するタイプから、通話が可能な（株）ナカヨ（前橋市）の「NYC-X緊急コー

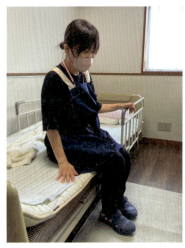
(株)エクセルエンジニアリングのセンサーマット「フロアマット」

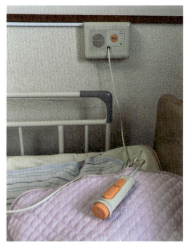
(株)ナカヨの「NYC-X緊急コールシステム」

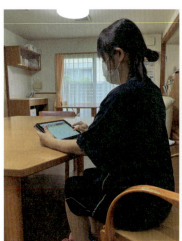
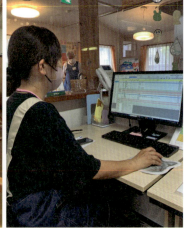
(株)ケアコネクトジャパンの介護記録ソフト「CAREKARTE(ケアカルテ)」

第5章｜先進的な介護事業者のケースに見る生産性向上のヒント

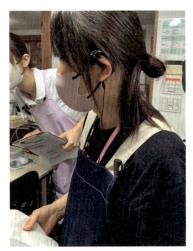

表2◎「生産性向上推進体制加算」の算定要件で導入を求められるテクノロジー

見守り機器	（株）ナカヨ：「NYC-X緊急コールシステム」、（株）エクセルエンジニアリング：センサーマット「フロアマット」
インカム等	八重洲無線（株）：「スタンダードホライゾン SRS210A」及びイヤホンマイク（オプション）
介護ソフト等	（株）ケアコネクトジャパン：「CAREKARTE（ケアカルテ）」

八重洲無線（株）の「スタンダードホライゾン SRS210A」のイヤホンマイク

ルシステム」に移行した。「以前の機種だと宿泊室に駆け付けないと、利用者の様子を把握できなかった。現在は通報してきた利用者との会話で状況をすぐ確認できる」（阿部氏）。また、（株）エクセルエンジニアリング（東京都千代田区）のセンサーマット「フロアマット」をベッドの脇に設置。利用者がベッドから降りてマットを踏むと、センサーが感知してナースコールに連動し、職員は即座に対応可能だ。

　職員間の迅速な情報共有を目的に、インカムも2021年6月に導入。八重洲無線（株）（東京都品川区）の「スタンダードホライゾン SRS210A」とイヤホンマイクを勤務中の全職員（厨房職員を除く）が使用できるようにした。前述のように、間接業務や介護業務の補助を介護職員がケアサポーターに依頼する際などに活

用している。

　介護記録ソフトは、(株)ケアコネクトジャパン（静岡市駿河区）の「CAREKARTE（ケアカルテ）」を2023年2月に導入。アプリを搭載したスマートフォンを介護・看護職員の全員に支給し、運用を本格化した。勤務時間中の手の空いた時間、利用者の見守りの際などに記録でき、申し送りも簡素化できる。動画や画像を取り込めるため、褥瘡や傷の状態の確認・情報共有も容易だ。

　なお、同事業所が採用したこれらの機器のうち、ナースコール、センサーマット、インカムの購入費用は合計約126万円。ケアカルテのシステムはリフシアの全施設・事業所で1600万円程度をかけて整備した（初年度のランニング費用を含む）。いずれも補助金制度は利用していない。

　このほか、同事業所では訪問サービスの効率化にもテクノロジー機器を活用している。

　訪問サービスの担当者は常勤換算で1人を配置し、訪問に要する時間（移動を含む）は1回当たり平均約30分。負荷が重いため、訪問回数が増えると職員を加配せざるを得ない。対応の一環として、2021年5月にテレビ電話を事業所と利用者の自宅に設置。アセスメントで「ある程度自立している」と判断した利用者の場合、自宅を訪問しなくても安否確認を可能にした。「画面上で表情を見て対話しながら、服薬の有無の確認もできる」（阿部

氏)。併せて他の工夫も行った結果、訪問回数は2019年の月平均609.0回から2024年の262.7回へ大幅に減った。ただし、自宅にWi-Fi環境が整っていなければテレビ電話を使えず、利用者が操作方法を忘れることもある。「引き続き対策を講じたい」と阿部氏は話す。

こうしたケアサポーターやテクノロジー機器の活用は、人員配置の効率化や時間外労働時間の削減だけでなく、ケア向上の成果も上げている。同事業所では以前より中重度者の受け入れが増えているにもかかわらず、利用者の平均要介護度が改善。2021年の3.3から2024年(7月時点)に3.1へ低下した。「介護職員が直接ケアに専念でき、自立支援の成果が表れた」と小室氏は考察する。

生産性向上加算は(II)から算定

リフシアでは、2024年度介護報酬改定で義務化された生産性向上の取り組みも本格化している。各施設・事業所に設置していた「業務改善委員会」の名称を「生産性向上委員会」に変更し、2024年7月から3カ月に1度の頻度で開催。管理者、介護主任、社員の介護職員、看護職員、ケアマネジャーなどが集まり、介護現場の課題の改善策を検討している。

「生産性向上推進体制加算」の算定も進める。リフシア松林では2024年9月から下位区分の加算(II)を算定し、要件を満たすテクノロジー機器として前述の製品を申請した(**133ページ表**

2）。「生産性向上の成果を示すデータを収集し、早期に上位区分の加算（Ⅰ）の算定を目指したい」と小嶋氏。さらに業務改善で先行するリフシア松林のノウハウを他事業所に横展開していく方針である。　　　　　　　　（記事の情報は2024年8月時点）

case 3　社会福祉法人善光会「フロース東糀谷」／東京都大田区
自法人の研究機関で200種類の機器の性能を実証
いち早く上位の生産性向上推進体制加算（Ⅰ）を算定

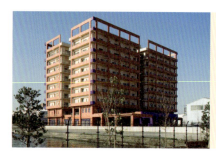

サンタフェガーデンヒルズ
所在地●東京都大田区
開設時期●2007年4月
定員●特養「フロース東糀谷」（入所160人、ショートステイ20人、地域密着型通所介護18人、認知症対応型通所介護10人）、老健施設「アクア東糀谷」（入所100人、通所リハビリ20人）、障害支援施設「アミークス東糀谷」（入所40人、生活介護20人）

　社会福祉法人善光会（東京都大田区）は2005年12月の設立後、2007年4月に複合施設「サンタフェガーデンヒルズ」を大田区内に開設した。特別養護老人ホーム「フロース東糀谷」、介護老人保健施設「アクア東糀谷」、障害者支援施設「アミークス東糀谷」を併設する大規模な施設だ。2024年6月現在は大田区内を中心に、特養、老健施設、通所介護、障害者支援施設、認知症高齢者グループホーム、ショートステイ、居宅介護支援など14の介護事業所を運営している。

介護・福祉事業における同法人の理念は、「オペレーションの模範となる」「業界の行く末を担う先導者となる」。介護人材不足の克服を目指す生産性向上の取り組みは、この理念に基づいたものだ。独自の研究機関として2013年に「介護ロボット研究室」、2017年に「サンタフェ総合研究所」と名称を変更し、社会福祉法人として初めて研究開発・シンクタンク機能を有した研究所を設立。以後、特養「フロース東糀谷」に様々な介護ロボットやICT（情報通信技術）機器を導入した上で、研究室の職員が実証を重ね、効率的な運営体制を模索してきた。今までに導入・実証した約200種類の中から選んだ約20種類の製品が現在稼働中。生産性向上推進体制加算の算定に際して届け出たICT機器（後述）も、過去の実証で導入を決めたものだ。

　同法人は並行して、「5S活動」（整理・整頓・清掃・清潔・しつけ）などの業務改善も重視。「例えば、特養の職員が複数のユニットを担当する際、物品の置き場所がバラバラだと探すのに時間がかかる。そこで、各フロアの物品の置き場所を統一した」とフロース東糀谷・施設長の吉村亜矢子氏は語る。その取り組みの事例は、厚生労働省の「生産性向上ガイドライン」にも収載されている。

　こうした業務課題の見える化による改善活動やテクノロジーの導入で、介護職員の配置を効率化。取り組みが本格化する前の2015年時点では「1.86対1」だったが、2024年6月現在の配置は「2.79対1」と人員基準の3対1に近づきつつある。

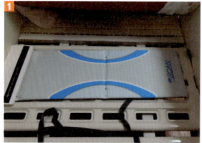
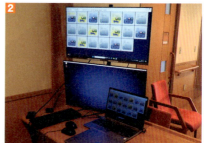
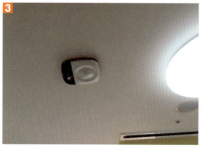
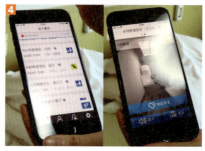
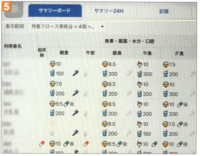
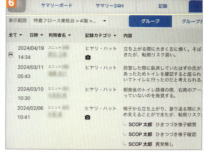

1 2 見守りセンサー「眠りSCAN」で入所者の睡眠状態を確認 **3 4**「HitomeQ ケアサポート」は室内カメラで入所者の異常を感知した時のみ状況を動画で確認できる **5 6** 独自開発の介護記録システム「SCOP」。ヒヤリ・ハット事例の共有も可能 **7** 骨伝導タイプのインカム

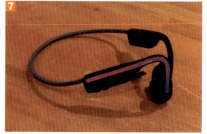

見守り機器はプライバシーを重視

　善光会はサンタフェガーデンヒルズの特養と老健施設で2024年4月から「生産性向上推進体制加算」の上位区分である加算（Ⅰ）を算定している。「いち早くICT機器を導入して業務改善に取り組み、『成果』を示すデータが得られたため、加算の算定を決めた」と理事の宮本隆史氏は語る。

　加算の算定に際して届け出たICT機器は、次の通りだ。（1）見守り機器＝パラマウントベッド（株）（東京都江東区）の「眠りSCAN」、コニカミノルタQOLソリューションズ（株）（東京都中央区）の「HitomeQ ケアサポート」、（2）インカム等＝Shokz社（米国テキサス州）の骨伝導インカム、LINE WORKS（株）（東京都渋谷区）のチャットツール「LINE WORKS」、（3）介護記録ソフト等＝善光会の「SCOP」（スマート介護プラットフォーム）。

　HitomeQ ケアサポートはプライバシーに配慮した点が特色。居室の天井に設置したAI（人工知能）搭載型センサーが入所者の行動を解析し、転倒などの異常を検知した場合のみスマートフォンなどの動画で状態を確認できる。「他法人から入職した職員の多くが製品の機能に驚き、『訪室回数が減り、心理的負担が軽くなった』と満足している」と吉村氏は明かす。

　Shokz社の骨伝導インカムは耳をふさがずに音声を伝達する構造で、目の前の入所者と会話をしながら、同じフロアの職員と

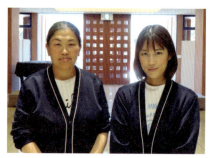

「フロース東糀谷」施設長の吉村亜矢子氏（左）と副施設長の成田恵美氏（右）

の情報共有が可能だ。「例えば、フロアの職員が入浴介助の担当職員に『次は○○さんが風呂に入ります』と連絡すると、入浴の準備作業がスムーズになる」（吉村氏）。同法人が導入したインカムはスポーツ用のタイプで、耳が痛くなりにくい形状が職員の間で好評という。

　SCOPは善光会が開発した介護記録・業務管理システム。クラウド型の介護ロボット連携プラットフォームが介護業務の効率化と質の向上に寄与すると評価され、2021年に内閣官房主催「第5回日本医療研究開発大賞 AMED理事長賞」を受賞した。iPadやスマートフォンによるケア記録の転記や申し送りなどの機能を備えるアプリ、HitomeQ ケアサポートや眠りSCANなど各種センサー機器からの通知を一元管理できるアプリがある。

委員会のリーダーは若手の介護職

　生産性向上の委員会の活動は、フロース東糀谷では「介護DX委員会」が担う。メンバーは、施設長、副施設長、機能訓練指導員が各1人、介護職員が各フロア1〜2人の計10人で構成。介護職員はいずれも自ら志願して参加した20〜30歳代前半の若手で、プロジェクトリーダーは男性の介護職員が務める。「業務改革のやる気がある若手の介護職員がリーダーにふさわしいと考

えた」(吉村氏)。当面は、導入したICT機器の稼働、入所者の安全及びケアの質、職員の負担などの現状に問題点がないかを検証していく方針だ。日常的な機器のメンテナンスは機能訓練指導員が担当する。

　生産性向上の取り組みの一環で、ICT機器の利用を促進する研修にも時間を割く。メーカーなどの担当者による機器の説明会、使用法を解説した動画配信などを随時行っている。「研修用の動画は業務の空き時間などにスマホやタブレットで視聴可能。眠りSCANの導入後は夜間の訪室回数が減ったため、夜勤職員も見られるようになった」と副施設長の成田恵美氏は話す。

　さらに入所者の転倒、ベッドからの転落といった事故リスクに対しても、ICT機器を活用して細心の注意を払う。例えば、ふらつきのある入所者を職員が見たら、すぐSCOPの申し送り事項に「ヒヤリ・ハット事例」を記録し、その日のうちに専門職がカンファレンスで対策を協議する。「本人の動作をHitomeQ ケアサポートの動画で再確認し、『この位置に手すりを付ければ転倒を防げるのではないか』などと検討している」(成田氏)。

　ICT機器の導入は入所者の満足度の向上にもつながった。「職員に心の余裕が生まれ、入所者とのコミュニケーションが増えた。季節のイベントなどのレクリエーション、散歩の時間を以前より長めに取れるようになった」と成田氏は語る。

生産性向上推進体制加算の算定後の課題は、実績報告で年1回の提出が求められる職員向けタイムスタディー調査への対応。「現場の介護職員が業務をしながら所要時間を計測するのは負荷が非常に大きい」と吉村氏。今後、計測方法や実施体制を改めて検討していく考えだ。　　　　（記事の情報は2024年8月時点）

case 4　SOMPOケア（株）／東京都品川区
特定施設の人員基準緩和の承認に向けて体制を整備
自社システムのデータ活用で各施設の業務改善を支援

　特定施設入居者生活介護（介護付き有料老人ホームなど）の人員基準緩和は、2024年度介護報酬改定で導入された特例措置だ。2022年6月の「規制改革実施計画」の閣議決定を受けて厚生労働省が実証事業を実施。ICT（情報通信技術）機器や介護助手の活用で、現行の人員配置基準「3対1以上」を見直せるかどうか検証した結果、最大「3対0.9以上」への緩和が認められた。

　この実証事業に参画した法人の1つが、SOMPOケア（株）（東京都品川区）だ。「介護施設には個別性、多様性、複雑性があり、入居者の入れ替わりや状態の時系列的な変化でも必要な人員配置が異なる。その点を実証事業で明らかにしたかった」と執行役員経営企画部特命部長の藤崎基氏は語る。

　実証事業は2022年7月に開始。入居者数や平均要介護度、職

員配置などが異なる12施設の介護付き有老ホームで、（1）テクノロジー（見守り機器、自動体位交換器、介護記録システムなど）、（2）リアルデータ、（3）介護助手――の3つを併せて活用し、ケアの質や職員の負担への影響などを検証した。

介護と間接業務の分担を明確化

　目を引くのは、厚労省の「生産性向上ガイドライン」で求められる業務時間の計測や課題の見える化などの手法として、自社開発の介護記録・業務管理システム「egaku」を利用した点。egakuは、入居者の介護記録や職員の介護業務のデータを活用しながら、ガイドラインに沿った業務改善をサポートできるデータ活用サービス（ソフトウエア）だ。

　12施設の取り組みを統括したのが、本社の「未来の介護推進部」。執行役員CCO（最高カルチャー責任者）兼未来の介護推進部長の小泉雅宏氏の下、専門スタッフ6人がegakuを通じて各施設の入居者・職員のデータから課題を把握し、業務の組み替えの指示、実施状況の管理などを行った。「生産性向上を実現する上で最も重要なのが、指揮命令のマネジメント。その点、本社がデータに基づいて具体的に指示すれば、現場の介護職員の理解を得やすい」（小泉氏）。

　実証事業の結果は144ページ図1の通りだ。身体介護を主に行う介護職員とは別に、家事援助中心の間接業務（食事の配膳、清掃、シーツ交換など）を担う職員（実証事業中は介護職員）を配

図1◎2022年度効果測定事業の実証結果
　　　（対象：SOMPOケアの介護付き有料老人ホーム12施設）

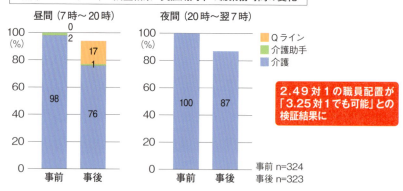

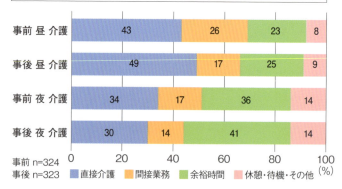

注1：実証事業のタイムスタディー調査結果の「事前」は2022年7月、「事後」は2022年12月　注2：実証期間中は介護職員のうち一定人数を、間接業務を担う「Qライン」として配置した　注3：事前の介護職員1人当たりの入居者数は2.49人（2.49対1）　注4：実証中は人員配置基準（3対1以上）を満たすように職員を配置した上で、一定人数の職員は業務を行わずに施設内で待機している状態で実証を実施
出典：2023年11月30日社会保障審議会・介護給付費分科会 資料3

置する「Qライン」を設定。介護と間接業務の分担を明確にした結果、2022年12月の事業終了時で総業務時間に占める介護の割合が昼間で76％、夜間で87％、全体では77％に減少した。

　実証事業の報告書では、事業開始前の介護職員の配置が平均2.49対1だった点を踏まえ、終了時のQラインを除く実質的な介護職員の配置は3.25対1程度になると試算。その後の改定審議を経て、特例措置の人員基準が最大「3対0.9（3.3対1）」に緩和された。

　このほか、実証事業では入居者と職員への影響も調査。入居者の満足度は事業の前後でほぼ変わらず、職員の心理的負担は新型コロナ禍の中、クラスターが発生した一部の施設を除くと問題が見られなかった。さらに職員の超過勤務時間の減少、年次有給休暇の取得日数の増加も確認された。

1日926分の業務時間削減の例も

　実証事業では介護現場に様々なテクノロジーを導入したことも、業務の効率化につながった。

　12施設の1つ、「そんぽの家 成城南」（東京都世田谷区、定員102人）は、入居者の平均年齢が88歳、平均要介護度が3.2の介護付き有老ホーム。自動体位交換機や介護用シャワー、チャットツールなど10種類のテクノロジー機器を配備した。

介護現場の負担軽減に役立った機器の1つが、(株)ケープ(神奈川県横須賀市)の自動体位交換機「ラグーナ」。15分ごとに小さな体位変換を自動的に繰り返し、床ずれを防ぐ。「今までは夜間帯に入居者の様子を2時間おきに巡視し、介護職員の負担も大きかった。導入後は巡視の必要がなくなり、褥瘡などの皮膚トラブルもほぼ抑えられた」と、前・上席ホーム長(現・未来の介護推進部特命部長)の春田愛氏は語る。

　同様に業務負担が大きい入浴介助でも効率化を図り、最新の機器を設置。(株)金星(東京都千代田区)のウルトラファインバブル発生装置「ピュアット」は、直径0.001mm未満の微細な気泡で身体の汚れを落とす。皮膚疾患のある人、身体を触れられたくない人が主な利用対象だ。

　酒井医療(株)(東京都新宿区)の介護用シャワー「アラエル」は、通常の浴槽に入れない重度者、心不全の人など向けに開発された製品。ドーム内にシャワーノズルが22カ所あり、ボタン操作で全身を隅々まで洗浄できる。「特殊浴槽だと職員2人で入浴介助に30〜40分かかっていたが、今は職員1人が操作すれば3分で終了する」と春田氏。自動洗浄機能もあるため、職員の業務負荷は軽いという。

　(株)フジマック(東京都港区)の「再加熱カート」の導入メリットも大きい。カートの内部が左右に仕切られ、それぞれのスペースで温菜と冷菜をトレイに盛り付ければ、あらかじめ設定し

第5章 | 先進的な介護事業者のケースに見る生産性向上のヒント

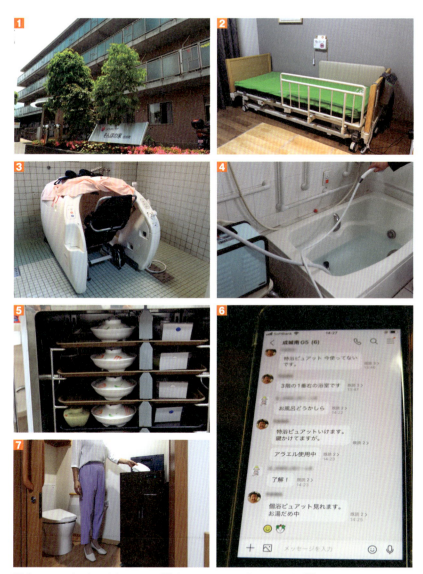

1「そんぽの家 成城南」の外観 2 自動体位変換器「ラグーナ」 3 介護用シャワー「アラエル」 4 ウルトラファインバブル発生装置「ピュアット」 5 再加熱カート 6 チャットツール「LINE WORKS」 7 おむつ回収機

表1 ◎「そんぽの家 成城南」が導入したテクノロジーと1日当たりの業務の削減時間

各種のテクノロジーが業務時間の短縮に寄与

1日当たりの業務の削減時間　計**926分**
(睡眠センサー、記録システム、おむつ回収機の効果は含めていない)

自動体位交換機	108分	高性能ドライヤー	55分
介護用シャワー	49分	自動体重測定	15分
ウルトラファインバブル発生装置	74分	睡眠センサー	導入済み
		記録システム	導入済み
再加熱カート	595分	おむつ回収機	効果検証中(計画上は216分)
チャットツール	30分		

た時刻に加熱・冷却が可能だ。「以前は毎日、朝・昼・夕の3食で盛り付けや配膳の作業が大変だったが、出来上がった料理を出せば済む」と副ホーム長の平山功大氏は話す。

　一方、職員間の情報共有で効果的だったのが、LINE WORKS(株)(東京都渋谷区)のチャットツール「LINE WORKS」。発信したメッセージを誰が読み、誰がまだ読んでいないのかを容易にチェックでき、手書きのノートで申し送りをしていた頃より情報共有が格段に進んだという。

　こうしたテクノロジー機器の導入で、同ホームは1日当たりの業務時間を926分削減できた(**表1**、2022年12月時点)。「省力化で捻出できた時間は、入居者への支援やコミュニケーションなど直接的なケアに充てられる」と春田氏は話す。なお、同ホームにおける機器の初期投資の総額は約2800万円だ(本体購入費やレンタル料、工事費を含む)。

図2◎実証事業により認められた特定施設の人員基準緩和の経済効果
（SOMPOケアの試算）

（定員60人の施設・1カ月当たり）想定経済効果	・記録業務の効率化 ・スタッフの介護業務負荷軽減	・業務・人員配置の最適化 ・情報収集・事務業務の削減	・要介護度の適正化 ・介護報酬加算の取得	新たな価値創造 （例：高齢者の自立支援、スタッフのエンゲージメント向上など）
	負担軽減業務最適化		収入増	
	業務量：約15％改善 （約300時間・約60万円相当） ※1施設当たりの総業務時間：約2000時間 ※1時間当たり人件費約2000円		利益：約15％改善 （約10万円相当） 1施設当たり税引き前利益：約66万円[注1]	
年間	1施設約840万円＋α			

注1：2020年介護事業経営実態調査結果より

捻出した人件費は介護職員に還元

　ＳＯＭＰＯケアは2024年4月から、介護付き有老ホーム280施設のほぼ全てで生産性向上推進体制加算（Ⅰ）の算定を開始。その上で、基幹ブランド「そんぽの家」の30施設で「3対0.9以上」への人員基準緩和を申請する準備を進めている。「取り組みをすぐに開始しても、介護サービスの質や職員の負担に影響しない施設をまず選んだ」（藤崎氏）。次年度以降も対象を順次広げ、そんぽの家の約160施設の全てで承認を受ける意向だ。なお、上位ブランド「ラヴィーレ」は重要事項説明書等で「2.5対1以上の職員配置」を定めているため、人員基準緩和措置の対象外とする。

　加算の算定や特例措置の承認に際して届け出るICT機器は、次の機器が基本だ（一部例外あり）。（1）見守り機器＝パラマウン

トベッド（株）（東京都江東区）の「眠りSCAN」、（2）インカム等＝LINE WORKSのチャットツール「LINE WORKS」、（3）介護記録ソフト＝（株）くすりの窓口（東京都豊島区）の「コメットケア」。ICT機器の利用促進に向けて職員用のマニュアルも作成。介護職員、看護職員、ケアマネジャーなどの職種別にICT機器の使用方法やケアに生かすポイントを分かりやすく解説し、業務改善を支援する。

　各施設に設置した生産性向上の委員会の活動は、本社の「未来の介護推進部」が全面的にサポート。委員会で検討すべきテーマごとに様式をあらかじめ用意し、現場で検討した内容を入力すれば議事録が出来上がる仕組みだ。「検討事項の漏れを防ぎ、委員会に関する要件をクリアできる」と藤崎氏は話す。

　注目されるのは、特定施設の人員基準緩和で捻出した人件費を介護職員の賃金アップに充てる一方、システムの導入コストについては入居料金に反映しない点。「ケアの品質や入居者の満足度は改善こそすれど低下につながっていないため、入居料金は従来と同額とし、介護職員の努力に報いるように処遇をさらに改善したい」と藤崎氏は語る。

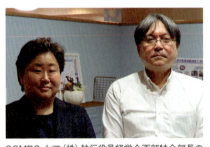

SOMPOケア（株）執行役員経営企画部特命部長の藤崎基氏（右）と未来の介護推進部特命部長の春田愛氏（左）

　実証事業により認められた

特定施設の人員基準緩和の経済効果は大きい。149ページ図2は入居定員60人の介護施設における試算例。介護職員の負担軽減などで1カ月の業務量が約300時間、人件費が約60万円減る一方、データ活用による新規加算の算定などで利益が約10万円増え、年間840万円程度の利益改善が見込める（注：2020年介護事業経営実態調査結果に基づく）。　　**（記事の情報は2024年9月時点）**

case 5　社会福祉法人若竹大寿会／横浜市神奈川区

再現性重視の業務改善で人員配置を効率化
浮いた利益7000万円分を給与増の原資に

社会福祉法人若竹大寿会
所在地 ● 横浜市神奈川区
運営サービス ● 特別養護老人ホーム、介護老人保健施設、認知症高齢者グループホーム、看護小規模多機能型居宅介護、訪問介護、訪問リハビリテーションなど

「基本運営を最少人数で可能とする」「法人内の全施設、他法人でも再現可能な業務改善の手法を確立する」――。横浜市を中心に在宅サービスや高齢者施設を運営する社会福祉法人若竹大寿会（横浜市神奈川区）が、業務改善をする上で最も大切にしている目標だ。

同法人では、2016年から本格的に業務改善の取り組みを開始。これまでに直接業務（入浴、排泄、移動などの身体に直接触れる業務）は19％削減、間接業務（洗濯や掃除などの身体に直接触れない業務）は14％削減してきた。さらに施設サービス全体で、

実際の人員配置を「2.1対1」（2016年4月）から「2.5対1」（2021年4月）へ、介護職員数（常勤換算）は約60人削減するなど、生産性向上を図っている。

　この取り組みを推進してきた法人本部副本部長で経営企画室室長の山岡悦子氏は、「計算値だけの業務時間の削減は意味がない。施設の運営形態に合った目指すべき最少の人員配置基準を数値化し、『その人数で業務を遂行するためにはどうしたらよいか』と逆算した」と語る。同法人で目標とした職員配置は、従来型施設で「2.8対1」、ユニット型施設で「2.5対1」だ。

　特養の場合、看護・介護職員配置の平均値は民設民営で1.91対1、公設民営で1.95：1（全国老人福祉施設協議会「介護老人福祉施設等『2020年度収支状況等調査』報告書」、ともに短期入所生活介護を含む）で、同法人の目標の高さがうかがえる。

トヨタ式を基に独自メソッドを開発

　業務改善の手法は、トヨタ自動車（株）（愛知県豊田市）が実践する「ムダ・ムラ・ムリ」を徹底的になくす「トヨタ生産方式」を用いた。将来的に法人全体への導入を見据え、2016年に7人の職員を抜擢。コンサルティングを受けながら、7カ月間で基礎を学んだ。2018年にはトヨタ生産方式を介護現場に合うように独自の業務改善の手法を開発。（1）標準化（ムラ取り）、（2）平準化（ムリ取り）、（3）簡素化（ムダ取り）──の3つの考え方で、法人内の全施設や他の法人でも使えるメソッドにした（図1）。

図1 ◎ 若竹大寿会の業務改善の取り組み

標準化（ムラ取り） 食事準備（間接業務）

1回の食事に関わる準備が
- ベテラン職員16分
- 新人職員40分

24分の差

→

- 一番早い職員の手順を基準にしたマニュアルを作成し、共有
- 平均14分短縮
- 施設全体では**月252時間（職員1.5人分）の削減**

平準化（ムリ取り） ユニット内固定業務

- 食事などの固定業務が集中する時間帯に1時間当たり60分を超える業務量
- 職員2人の配置が必要

→

- 業務の順番を前後にずらし、全時間帯で1時間当たり60分未満の業務量に平準化
- 職員1人配置での業務を可能に（ワンオペ化）

簡素化（ムダ取り）「過剰業務」の削減

過剰な 記録の廃止
- 重複記録の廃止
- 運営指導で求められず、品質に影響しない記録を廃止
- 47種類から34種類へ（28％減）

月279時間削減（職員1.7人分）（120床）

過剰な 業務の廃止
- 全間接業務168項目を、（1）ケア・生活の質、（2）衛生面、（3）安全面、（4）効率化の低下につながるか、（5）運営指導で求められるかの5つでチェック
- どの項目にも当てはまらない7項目の業務廃止・縮小

月288時間削減（職員1.7人分）（120床）

過剰な 業務をまとめる
- 入浴、食事、散歩など、個別の希望に過剰に応じるサービスから、合理的な作業や人員配置へ変更
- 入浴のための職員配置と時間枠を決め、手順をマニュアル化

月160時間削減（職員1人分）（120床）

過剰な 品質の簡素化
- ショートステイの広報誌を希望者のみに（家族からの苦情はなし）
- 口腔ケアコップを使い捨て紙コップへ
- リネンをボックスシーツへ変更
- リピーターの受け入れ簡素化

月231時間削減（職員1.4人分）（120床）

（1）の標準化で着目したのは、間接業務だ。同法人では当時、直接業務のマニュアルは存在したが、間接業務にはなく、ビデオ測定して解析すると人によるばらつきがあることが判明した。例えば食事準備では、ベテランと新人では24分の差があったことから、一番動きの良いベテランの手順を基準にしてマニュアルを作成した。

　これまでに月252時間（職員1.5人分）の時間削減に成功している。法人本部経営企画室の業務改善プロジェクト主任の加藤綾氏は、「頻度が高く時間も長くなる食事や入浴の準備、片付けの業務標準化は、時間削減の効果が大きくなる」と指摘する。

　（2）の平準化に向けては、時間ごとの業務量を調査した。すると食事や排泄介助などの固定業務が集中する8時、11時、14時、17～19時台に1時間当たり60分を超える業務量があり、職員2人の配置が必要であることが分かった。一方で、9時、10時、15～16時台では時間的なゆとりが生まれていた。

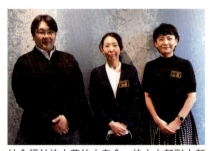

社会福祉法人若竹大寿会・法人本部副本部長で経営企画室室長の山岡悦子氏（右）、経営企画室業務改善プロジェクト主任の加藤綾氏（中央）、経営企画室スタッフの白神誠敬氏（左）

　平準化の方法として例えば食事では、自立して食べられる人はその人のペースに職員が合わせ、介助が必要な人の時間帯を前後にずらしていった。排泄に関しては尿量を測

定し、介助の時間を決定した。こうした一人ひとりのケア計画を1枚の紙にまとめ、職員全員が分かるように共有することでスムーズな介助を実現している。この取り組みの結果、1時間当たり60分未満の業務量に平準化し、ユニットでの1人配置が可能になった。

一方で業務の平準化は、どの時間帯も忙しくなり、職員によっては心身の負担も増す。山岡氏は、「『なぜ平準化が必要か』ということをしっかりと職員に伝え、時間を意識して動くことを徹底している」と話す。

「簡素化」で組織を改善体質に

（3）の簡素化に向けては、今まで「過剰」に行ってきた業務を見直した。加藤氏は、「業務を精査していくと、これまで漫然とやってきた業務や必要以上に丁寧にやっていることが多くある」と指摘する。

代表的なのが「記録」だ。そこで同法人では「重複記録の禁止」「運営指導で求められず、かつ品質に影響しないものは削除」という方針で現在の記録を見直した。47種類あった記録業務は34種類となり、月に279時間（職員1.7人分）の削減に成功した。さらに職員アンケートでは、77％の職員が「記録負担が減った」と回答し、職員満足度もアップした。

簡素化について山岡氏は、「現場の職員は意外と業務簡素化の

表1◎若竹大寿会の各施設における取り組み前後の人員配置

施設種別		定員数	(1) 介護職員数（常勤換算）	2016年4月1日 人員配置 介護のみ	2016年4月1日 人員配置 看護+介護
従来型特養	施設1	110	42.9	2.6対1	2.3対1
	施設2	144	53.5	2.7対1	2.5対1
ユニット型特養	施設3	120	61.7	1.9対1	1.8対1
	施設4	120	54.1	2.2対1	2.1対1
	施設5	39	16.6	2.3対1	1.7対1
従来型老健施設	施設6	66	29.2	2.3対1	1.8対1
	施設7	143	50.1	2.9対1	2.3対1
ユニット型老健施設	施設8	40	18.0	2.2対1	1.8対1
合計		782	326.1	2.4対1	2.1対1

アイデアを持っている。職員が提案した時に、それを認めて検討・実施していく組織風土とシステムが非常に重要だ」と話す。同法人では間接業務と直接業務を全て洗い出し、一覧にまとめ、全職員を巻き込んで検討を進めた。例えば、「ユニット内で米びつが床に置いてあり、米が研ぎにくい」といった一見するとささいな意見であっても、同法人では職員の意見に耳を傾け、1つずつ改善していく。その理由について加藤氏は、「簡素化の目的は時間の削減よりも、職員全体を巻き込んで組織全体を『改善体質』にすることの意義が大きい」と説明する。

2018年からの取り組みの成果として、以前は168項目あった間接業務を108項目まで削減した。具体的には記録システムの導入による帳票の印刷や修正、他部署への申し送りの手間を削減した。さらに口腔ケアコップやおしぼりを使い捨てに変更するなど物品の見直しを行うことで、各事業所平均で月約550時間

| 2021年4月1日 ||| (2)−(1) |
| (2) 介護職員数 (常勤換算) | 人員配置 || 介護職員増減数 |
	介護のみ	看護+介護	
35.6	3.1対1	2.8対1	−7.3
47.6	3.0対1	2.7対1	−5.9
44.2	2.7対1	2.4対1	−17.5
46.6	2.6対1	2.4対1	−7.5
17.6	2.2対1	1.6対1	1.0
20.0	3.3対1	2.5対1	−9.2
38.2	3.7対1	2.8対1	−11.9
15.9	2.5対1	2.0対1	−2.1
265.7	2.9対1	2.5対1	−60.4

（3.4名分）の削減を実現している。

業務改善で得た利益を職員へ還元

　こうした取り組みを法人内の全ての特別養護老人ホームと介護老人保健施設で実施した結果、改善効果が大きかった大規模施設（従来型の特養や老健施設）では、2021年4月時点で「2.8対1」の人員配置を達成できた。介護職員数（常勤換算）は、2016年4月から2021年4月までに法人全体で60.4人削減し、最も効果があった施設では、マイナス17.5人となった（表1）。その後は各施設の介護ニーズに応じて介護職員を増員。2024年9月時点の法人全体の介護職員（常勤換算）は286.4人で、2016年4月時点に比べて39.7人減となっている（注：2020年以降の新規開設施設の介護職員数を除く）。

　新型コロナウイルス感染症（COVID-19）の感染拡大時には、

通所介護の利用控えなどで稼働が落ちたものの、法人全体では3億円の黒字（補助金含む）を確保。「業務改善を通じた生産性向上を図っていたことが大きかった」と山岡氏は振り返る。

同法人は2021年12月に、給与制度を年功序列から、優れた行動と実践の成果により給与アップができる「役割行動給制度」へと変更した。この原資の1つとして、業務改善による利益増（約7000万円）を充当している。

ICT活用でさらなる生産性向上へ

2023年4月に新規オープンした介護老人福祉施設「わかたけ都筑」（横浜市都筑区）では、他の施設で成果があったICT機器の導入や、作業効率を高めるための設計面の工夫を行った。

見守りセンサーの導入による夜間巡視の軽減（**写真1**）を図ったほか、職員1人でも入浴介助ができるように、ユニットごとに配置する浴室を隣接させた（**写真2**）。食事のテーブルはCOVID-19の教訓を生かし、1人ずつ使用できるものとした。椅子を引っかけて浮かせることで、床をロボット掃除機で掃除できるようにしている（**写真3**）。冬場の高齢者の健康維持に必要な加湿器は、水道管に直結するタイプにして、水の補充作業を削減した（**写真4**）。山岡氏は「法人内で使用して効果が発揮できたICT機器などの情報を他の法人でも参考になるように発信していきたい」と今後の展望を語る。

第 5 章 | 先進的な介護事業者のケースに見る生産性向上のヒント

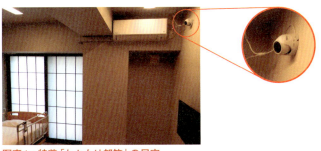

写真1● 特養「わかたけ都筑」の居室
各部屋の天井に見守りセンサーを設置している

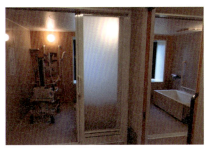

写真2● 隣接する浴室
2つの浴室が隣接し、扉を開けると行き来できる

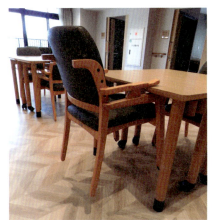

写真3● 食事用の机と椅子の工夫
1人用の机と椅子のセット。机に椅子を引っかけると下に空間ができる

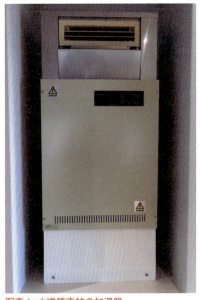

写真4● 水道管直結の加湿器
1フロアで約16回分の水交換作業が削減できる

2024年度介護報酬改定で創設された「生産性向上推進体制加算」については、2025年4月にまず加算（Ⅱ）を若竹大寿会の各施設で算定し、順次、加算（Ⅰ）への移行を目指す方針。見守り機器等はパラマウントベッド（株）（東京都江東区）の「眠りSCAN」、職員間の連絡調整の迅速化に資する機器は米グーグルの「Google Workspace」、介護記録ソフトはエヌ・デーソフトウェア（株）（山形県南陽市）の「Care Palette」で申請する予定である。　　　　　　　　　　（記事の情報は2024年9月時点）

case 6　愛生館グループ／愛知県碧南市・安城市

ICTで夜間の直接巡視を廃止、業務を3割削減 3施設で生産性向上推進体制加算（Ⅰ）を算定

愛生館グループ
所在地 ● 愛知県碧南市・安城市
関連施設 ● 小林記念病院（196床）、介護老人保健施設、特別養護老人ホーム、小規模多機能型居宅介護、訪問看護、通所介護、認定こども園、児童発達支援事業所など

　愛生館グループは愛知県碧南市と安城市で、ケアミックス型の小林記念病院（196床）のほか、介護老人保健施設や特別養護老人ホームなどを運営する。2018年4月に社会福祉法人愛生館が開設した「特別養護老人ホームひまわり・安城」（愛知県安城市）は、見守りシステムの導入や夜間業務の見直しにより、生産性を向上させている。

　介護施設でスタッフ1人当たりの業務負担が大きくなるのが夜

間だ。同施設はユニット型で、1ユニット10人の計12ユニットを運営する。昼間は1ユニットに1人以上のスタッフを配置しているが、夜間はスタッフ1人で20人の入所者を管理する。夜間の業務は、（1）巡視、（2）おむつ交換、（3）トイレ誘導、（4）体位変換──などだ。

　中でも（1）の巡視は、23時、1時、3時、5時の計4回行い、スタッフの負担感が大きかった。さらに入所者にとっても、スタッフが訪室することで目が覚めてしまい、睡眠に悪影響を及ぼしていた。代表の小林清彦氏は「スタッフの負担を軽減すると同時に、ケアの質を向上させる方法を模索していた」と振り返る。

　そこで同施設が導入したのが、コニカミノルタQOLソリューションズ（株）（東京都中央区）の「HitomeQケアサポート」という見守りシステムだ。居室の天井に取り付けられた行動分析センサーと近赤外線カメラによって、起床や離床、転倒疑いなどの際にシグナルを発報し、スタッフのスマートフォンで居室内を確認できる（162ページ写真1、2）。この機能を用いることで、夜間の「定期直接巡視」を廃止し、システムを利用した「常時間接巡視」に業務フローを見直した。

事前準備をしてから訪室が可能に

　見守りシステムによる間接巡視の手順は次の通りだ。入所者の起床や離床などをセンサーが察知するとスタッフのスマートフォンに通知され、近赤外線カメラから送信されてくる画像をスタッ

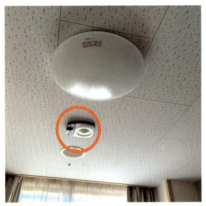 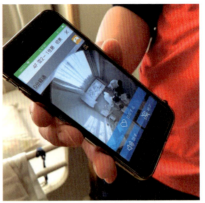

写真1●居室内に設置された見守りシステム
センサーと近赤外線カメラによって入所者の起床などを察知し、画像を送信する

写真2●見守りシステムから送られてくる画像
白黒だがはっきりとした画像をスタッフのスマートフォンで見ることができる

フが確認し、訪室の要否を判断。ケアが必要な際は、画像を見て事前に必要なものを準備してから向かう。これまでは一度訪室してから、状況に応じて例えば清掃用具を取りに戻るなどスタッフルームと居室を2往復することも少なくなかったが、基本的に1往復で済むようになった。

（2）のおむつ交換では、夜間の交換頻度を検討した。肌トラブルや尿路感染症などの未然防止の観点から、最大容量のおむつに変更することで訪室頻度を下げることが可能になった。おむつ1枚当たりのコストは上がるが、入所者や家族からの苦情などは特になく、むしろ「よく眠れるようになった」との意見が挙がっている。

　これらの業務改善に取り組んだ結果、夜間の業務時間は約3割

減った。夜勤者の「控室滞在時間」は、改善活動前は3時間51分、改善後は4時間15分、4時間36分と長くなっている（164～165ページ表1）。さらに入所者の起床回数は平均127回から平均114回となり、11％減少した。

同施設のシステムによる夜間常時巡視は行政からも許可が下りた。同時に、運営指導時には（1）何を使用して安否確認を行っているか、（2）おむつ交換などのケアをどのように実施しているか——の2点について説明を求める旨が伝えられたという。見守りセンサーは全居室に導入されているが、入所時の説明と同意の際に拒否した入所者には使用しない。

離職率が14％から8％に低下

夜間業務の見直しを推進するために、同施設では小林氏をリーダーとするプロジェクトチームを発足した。メンバーは施設長、事務部長、介護スタッフ、法人スタッフ、有識者、メーカー担当者だ。「業務フロー変更に伴うトラブルは、個人の責任ではなく法人の責任であることを明確に伝えた」と小林氏は振り返る。

同施設では見守りセンサー以外にも、全居室にポータブル水洗トイレを導入。浴室や洗濯機のある部屋にはダストシュートを設置し、ロボットの活用も検討している（166

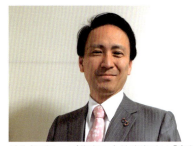

愛生館グループ代表の小林清彦氏は「今後もスタッフが働きやすい職場を目指す」と語る

表1 ◎ 見守りシステムの導入による「スタッフ控室滞在時間」の変化（2018年11月～2019年1月）

夜勤者	日時	ナースコール発報			見守りシステム発報		
		訪室（記録あり）	訪室（記録なし）	訪室なし	訪室（記録あり）	訪室（記録なし）	訪室なし
スタッフA（3階）	11月16日	―	11	2	―	13	47
	12月13日	5	0	3	2	2	37
	1月13日	7	3	6	6	1	42

ページ写真3、4、5）。これまでのポータブルトイレは、排泄物が入った容器をスタッフが取り外し、汚物室で衛生処理をした後、居室に届ける必要があった。ポータブル水洗トイレでは、通常のトイレと同様に流すだけでよい。介護スタッフの精神的・肉体的負荷が軽減され、入所者からはにおいが抑えられると好評だ。「通常のトイレ設置費用よりも投資に対する効果が高い」（小林氏）という。

　生産性向上の取り組みは同施設のみならず、法人全体で行っている。新しいシステムの導入や業務フローの改善時には、「既存業務を続ける弊害や新しい取り組みの必要性について、経営者がスタッフに伝え続ける必要がある」（小林氏）。また新システム導入時は、年配の職員にデモをしてもらう工夫もしている。小林氏は、「小さな成功体験が職員の自信となり、それが広がると組織の文化として定着する」と話す。こうした取り組みや有給取得率向上の推進など法人全体で様々な施策を打ったこともあり、2008年に約14％あった職員の離職率は2023年には約8％まで低下した。

発報なし訪室	不明	スタッフ控室滞在時間	比較
ー	0	3時間51分	ー
22	0	4時間15分	＋24分
25	0	4時間36分	＋45分

　国も介護分野のICT化を推進している。地域医療介護総合確保基金を活用して、「介護テクノロジー導入支援事業」が展開されている。各都道府県で補助金を申請でき、例えば同施設のある愛知県では、補助対象経費の実支出額の合計に補助率を乗じた額を申請できる（職員数によって補助上限額あり）。小林氏は、「介護スタッフ不足は深刻な問題。スタッフ数の削減に寄与するような生産性向上の施策を国は最優先事項として進めてほしい」と要望する。

　愛生館グループの各施設は、2024年度介護報酬改定で創設された「生産性向上推進体制加算」をいち早く取得している。

　特養「ひまわり・安城」では以前からテクノロジー機器を導入するだけでなく、生産性向上を目的とした委員会を2020年ごろから開催している。また、生産性向上の成果もデータで検証済みだったため、2024年4月から上位区分の加算（Ⅰ）を算定した。そして、見守りセンサーを近年導入したもう1つの特養「ひまわり」（碧南市）、老健施設「ひまわり」でも随時、加算（Ⅱ）の取得とともに生産性向上のデータ検証を行い、2024年9月から全て

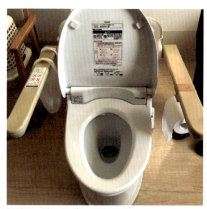
写真3●ポータブル水洗トイレ
見た目も一般的な水洗トイレと同じ

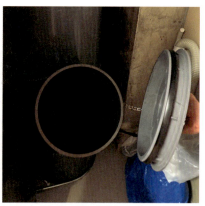
写真4●ゴミ捨て場に直結したダストシュート
各フロアに設置しているため階の移動は不要となる

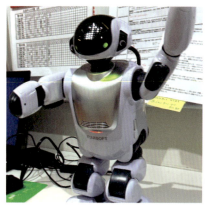
写真5●リハビリで活用を検討中のロボット
富士ソフト（株）（横浜市中区）が開発したコミュニケーションロボットの「PALRO」

の施設で加算（Ⅰ）を取得した。

　加算の算定要件を満たすテクノロジー機器は、これら3施設で共通する。見守り機器等およびインカム等はコニカミノルタQOLソリューションズの「HitomeQケアサポート」、介護記録システムは（株）ワイズマン（盛岡市）のASPサービスで申請している。　　　　　　　　　　（記事の情報は2024年8月時点）

case 7 一般社団法人慈恵会・介護老人保健施設「青照苑」／青森市

ICTで入浴介助業務を大幅に効率化
全職員の残業時間を8割超削減

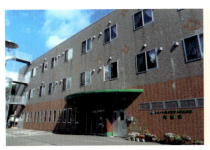

**一般社団法人慈恵会・
介護老人保健施設「青照苑」**

所在地 ● 青森市
類型 ● 超強化型（ユニット型個室）
入所定員 ● 100人（うち［介護予防］短期入所10人）
関連施設 ● 青森慈恵会病院、青い森病院、通所リハビリテーション、通所介護、認知症高齢者グループホーム、小規模多機能型居宅介護、有料老人ホームなど

「介護人材の不足が深刻化する中、ICT化・DX化を進め、できるだけ少人数で高質なサービスを提供する仕組みを作ることが不可欠となっている。そうした取り組みが地域に広がれば、安定した人材確保にもつながるはずだ」——。一般社団法人慈恵会（青森市）の理事長の丹野智宙氏はこう語る。

同法人は、青森市内で青森慈恵会病院をはじめとする医療機関や介護施設、介護事業所を複数運営する医療・介護複合体である。その1つの介護老人保健施設「青照苑」（入所定員100人、ユニット型個室）では以前から、ICT化・DX化に取り組んでいる。特に力を注いでいるのが、ICT化による入浴介助業務の軽減だ。

関連データを収集し、仮想空間上に同じ環境を構築する技術「デジタルツイン」を活用。青照苑の建物内をパソコン上に再現

し、100人近い入所者にどうすれば効率的に入浴してもらえるかをシミュレーションできるシステムを導入、介助者の負担を軽減して残業時間の削減を実現した。

同施設では週2回、入所者に入浴してもらっていたが、全入所者の入浴が終わるまで毎回、計4時間かかっていた。多くの人手も必要で、夜勤明けの職員も入浴介助に当たった。1～3階の女性の入所者から先に、次いで男性を入浴棟に連れて行き入浴してもらっていたが、入浴棟の待合ホールで40～60分待たせることも少なくなかったという。「様々な状態の入所者がいるため、入浴介助は高い技術が必要になるだけでなく重労働でもあり、介護者の負担は大きかった」と介護課長の金澤真佐美氏は語る。

4時間の入浴時間が約50分短縮

そこで同社が注目したのが、デジタルツインを活用した入浴マネジメントシステムだった。ネットワーク関連機器などの企画開発や販売を専門とする(株)マクニカ(横浜市港北区)の支援を受けて導入した。

まず各入所者の性別や状態(自立歩行、車いす利用、寝たきり)、居室から入浴棟までの移動時間、機械浴などの入浴形態別の入浴時間、衣類

一般社団法人慈恵会の理事長の丹野智宙氏(左)、介護老人保健施設「青照苑」の介護課長の金澤真佐美氏(右)、事務室長兼任支援相談室長の小野恒平氏(中央)

の着脱時間などを調べ、これらをパラメーター化。同施設の仮想空間を再現し、入所者の入浴の順番やインターバル時間の設定に応じ、どのくらいの入浴業務が必要になるのかシミュレーションできるようにした(170～171ページ図1)。例えば、同施設には車いす浴、ストレッチャー浴など3種類の入浴形態があり、それぞれどんな順番で入所者を入浴棟に連れてきて入浴してもらうと効率的かをシミュレーションし、適切な入浴スケジュールを割り出すわけだ。

 同システムにより、入浴介助業務は大きく変わった。1回4時間かかっていた入浴時間は約50分短縮され、入浴棟の待合ホールでの待ち時間も40～60分から15分弱に縮まった。介助者の人数も、前は10人以上必要だったが、8人で行えるようになったという。これに伴って残業時間も減少。以前は全職員の合計残業時間は月約95時間だったが、今は8割以上少ない約15時間で済むようになった。「試行錯誤しながら入浴順番表を作っていた手間も省けた」と事務室長兼任支援相談室長の小野恒平氏は説明する。

 業務の負担軽減はサービスの向上にも寄与した。「入浴介助の職員の減少で、入浴時間中に居室スペースに配置できる職員が増えた」と金澤氏。従来は週2回だった入浴機会を週4回に分散させることもできた。丹野氏は「シミュレーションでは、特浴をあと1台増やすと入浴時間をさらに短縮できる。導入を検討していきたい」と語る。

図1◎青照苑における入浴マネジメントシステム

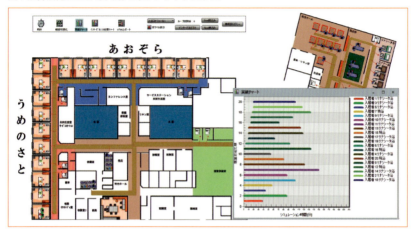

青照苑の各フロアをパソコン上に再現。入所者のADLや性別、居室から入浴棟までの移動時間、機械浴など入浴形態別の入浴時間、衣類の着脱時間などのデータをモデル化し、各居室から入浴棟までの搬送時間、入浴時間などを基に入浴までの各入所者の待ち時間や入浴業務時間等をシミュレーション
(画像提供：(株)マクニカ)

成果を職員のやりがいにつなげる

　一方で、ICT化に抵抗を感じる職員がいたのも事実。こうした職員には、入所者の入浴の待ち時間を短縮できる利点を伝えていったという。実際、その効果を実感して、入所者の入浴待ち時間をさらに減らせないか積極的に検討するようになったそうだ。「ICT化やDX化は、成果を現場の職員のやりがいにつなげることが成功の鍵だ」と丹野氏は語る。同システムのソフトウエアの導入費用は200万円強。そのほか、導入後の支援サービスなどの費用がかかっている。

第5章｜先進的な介護事業者のケースに見る生産性向上のヒント

各入所者の入浴の順番とインターバル時間をパソコン上で再現し、入浴にかかる時間と介護職員の業務時間の適切なスケジュールを検証

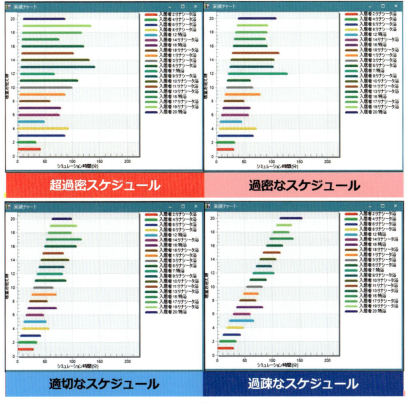

超過密スケジュール　過密なスケジュール

適切なスケジュール　過疎なスケジュール

- 午前と午後で約4時間かかっていた入浴時間が約50分短縮
- 入所者の入浴棟での入浴までの待ち時間が40～60分から15分弱に
- 週2回だった入浴回数を週4回に分散
- 月約95時間あった全職員の残業時間が約15時間に

同施設ではこれ以外にも、マクニカと共同でICT化・DX化を推進している。睡眠や離床、呼吸数などの状況をリアルタイムに把握できる見守り支援システム、館内を案内するロボット、おむつなどの臭気を感知して自動的に清浄するシステム、介護をしている模様を介護者目線で遠隔で確認できるシステムなどを導入している。

　丹野氏はICT・DXの可能性について「例えば、高齢者が送迎車に乗って座った瞬間にバイタルチェックして医療機関にデータが送信される技術もこれから開発されるのではないか。いずれにせよ、介護現場のニーズに応えるものでなければならない」と話す。

　在宅復帰の充実が求められる超強化型老健施設の青照苑は、ほぼ100％の稼働率を維持する。今後はICT化・DX化の取り組みをさらにアピールし、人材確保の促進につなげたい考えだ。

　2024年度介護報酬改定で創設された「生産性向上推進体制加算」については、2024年9月から加算（Ⅱ）の算定を予定。加算の算定要件を満たすテクノロジー機器（見守り機器）として、（株）TAOS研究所（横浜市港北区）の「Ai sleep」を申請する方針だ。　　　　　　　（記事の情報は2024年8月時点）

case 8　(株)アズパートナーズ／東京都千代田区
「EGAO link」の導入で介護業務を省力化
機能訓練などの充実でケアの質向上も実現

中元亮介
(株)アズパートナーズ執行役員兼シニア事業部部長

株式会社アズパートナーズ

本社 ● 東京都千代田区
代表者 ● 代表取締役兼CEO 植村健志
設立 ● 2004年11月
事業概要 ● 介護付き有料老人ホーム27カ所、通所介護16カ所、短期入所生活介護4カ所（2024年6月末時点）

資本金 ● 5億8757万円（2024年6月末時点）
売上高 ● 171億5000万円（2024年3月期）
従業員数 ● 1684人（2024年4月1日時点）

　近年、介護人材不足の問題が極めて深刻化しており、介護需要が拡大している一方で、介護職の供給が追い付かない情勢である。さらに今後は、残業対策、有給休暇取得の推進などの「働き方改革」へ対応するため、1人当たりの業務量を減らして新たに職員を雇い入れなければならず、採用競争はますます激化するだろう。

　そこで求められるポイントは、（1）業務負担の軽減による介護職員の定着率アップ、（2）介護職員1人当たりの生産性向上（入居者への対応数の向上）――である。

60室のホームなら導入費用は約2500万円

　(株)アズパートナーズ（東京都千代田区）は、介護付きホーム

（介護付き有料老人ホーム）27カ所（2024年3月時点）などを関東圏で運営する。当社では「EGAO link」と呼ぶ介護業務効率化システムを運用しており、全ホームで同システムの配備を完了している。他法人にも外販しており、介護付きホームや特別養護老人ホームなど約50ホームへの販売実績がある（フルパッケージの場合、2024年3月時点）。

EGAO linkは、「記録入力」「安否確認」「コール対応」の3つの業務負担の軽減・効率化を目的としている。介護現場の生産性を向上させるために、当社の有老ホームでは以前からケアとその他の作業を分業化し、パート社員を活用するといった対策を講じてきた。その経験の中から、これら3つの業務でテクノロジー活用による負担軽減の効果が最も見込めると判断したのである。

EGAO linkは、4社のシステムを連携・統合したものだ。（1）睡眠・心拍・呼吸など入居者の状態を把握するセンサーはパラマウントベッド（株）（東京都江東区）の「眠りCONNECT」、（2）ナースコールはアイホン（株）（名古屋市中区）の「Vi-nurse」、（3）介護記録システムは（株）ケアコネクトジャパン（静岡市駿河区）の「CARE KARTE」、（4）ナースコールとスマートフォン（スマホ）の連携システムは住友電設（株）（大阪市西区）「ナースコールゲートウェイ」──の組み合わせである（図1、176～180ページ図2）。なお、（1）の「眠りCONNECT」とは、睡眠・心拍・呼吸の状態を把握する見守りセンサー「眠りSCAN」を中心にしたシステムで、クラウドサーバーを通じた法人内の情報共

第5章｜先進的な介護事業者のケースに見る生産性向上のヒント

図1◎ EGAO link の仕組み

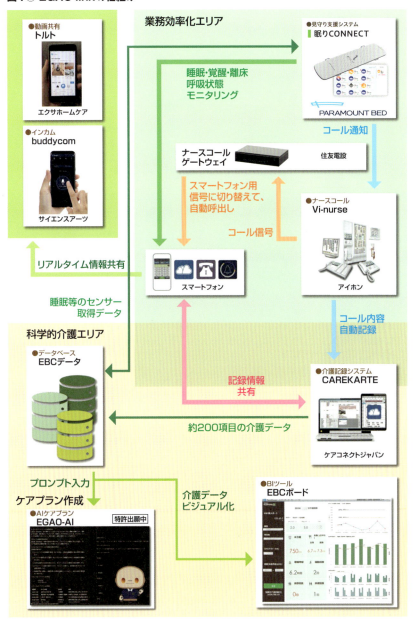

図2◎ EGAO link各種商品の役割（180ページまで続く）

パラマウントベッド　眠りSCAN

1. リアルタイムモニター

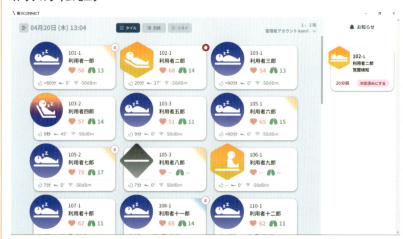

2. アイコン説明　3. アラート設定

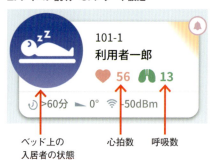

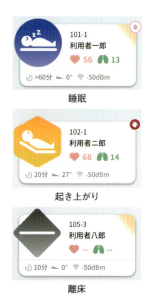

睡眠

起き上がり

離床

1. 複数の入居者のベッド上における状態把握
2. 1人の入居者のベッド上での状態（睡眠、覚醒、起き上がり、離床）を把握
3. 上記の状態をアラート設定することが可能
4. 睡眠日誌により眠りの状態を可視化
5. 心拍日誌により心拍状態を可視化
6. 呼吸日誌により呼吸状態を可視化
7. ダッシュボードで睡眠・就床時間の推移を可視化

第 5 章｜先進的な介護事業者のケースに見る生産性向上のヒント

4. 睡眠日誌

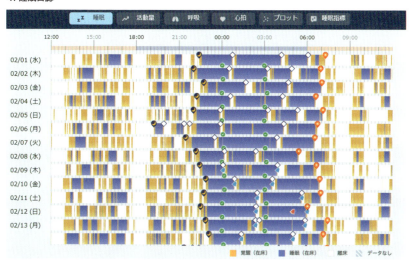

5. 心拍日誌

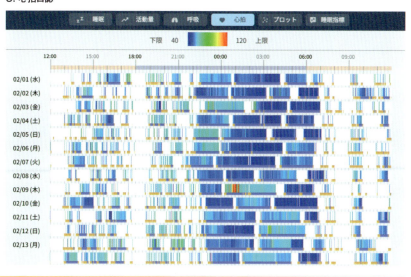

6. 呼吸日誌

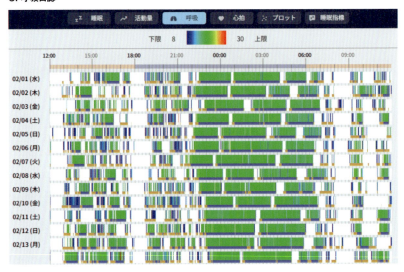

7. ダッシュボード

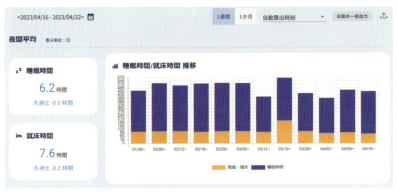

第5章 | 先進的な介護事業者のケースに見る生産性向上のヒント

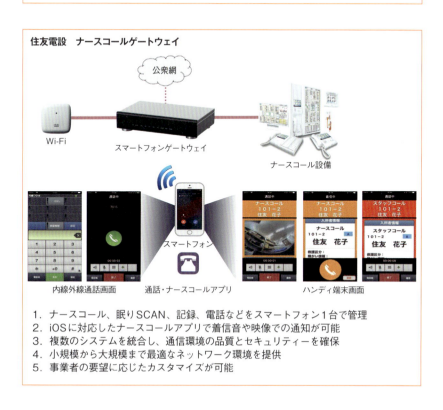

アイホン　Vi-nurse

映像が見える、情報が見える、ナースコール

呼出履歴グラフ画面

1. 入居者からの緊急コールを通知
2. 全コールを全て自動記録
3. 眠りSCANのアラートを自動記録
4. ケアカルテの顧客情報を自動インプット
5. コール履歴の可視化

住友電設　ナースコールゲートウェイ

公衆網

Wi-Fi　スマートフォンゲートウェイ　ナースコール設備

内線外線通話画面　通話・ナースコールアプリ　ハンディ端末画面

1. ナースコール、眠りSCAN、記録、電話などをスマートフォン1台で管理
2. iOSに対応したナースコールアプリで着信音や映像での通知が可能
3. 複数のシステムを統合し、通信環境の品質とセキュリティーを確保
4. 小規模から大規模まで最適なネットワーク環境を提供
5. 事業者の要望に応じたカスタマイズが可能

ケアコネクトジャパン　CARECARTE（ケアカルテ）

123　数値記録

食事の摂取量、バイタル、尿量、体重などの計測データの数値を記録できる。最適な数値をキーボードから入力可能

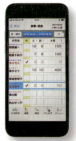

✓　選択記録

食事状態、排泄状態、入浴、処置、リハビリなどについて、設定されたチェック項目から選ぶだけで記録可能。レ点を入れた記録は自動的に申し送り表に転記される

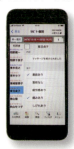

あ　文字記録

チェック項目にない内容や、具体的な記述が必要な場合は、ソフトキーボードからの文章入力が可能。キーボードは好みに合わせて切り替えでき、音声入力機能にも対応

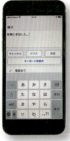

キーボードはAppleの音声入力機能「Siri」にも対応

📷　写真記録

スマートフォン搭載カメラで撮影した画像・動画を記録として保存可能

例：褥瘡の状態、生活の様子や表情、創作活動で作った作品、レクや行事の様子、事故やヒヤリハットの現場など

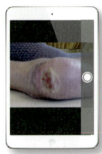

デジカメなどiPad以外の機器で撮影した写真や動画も保存可能

まとめ入力機能	モバイル記録システムの全ての入力画面で「まとめ入力機能」を使用できる。利用者の複数選択または全選択してからの記録入力も可能
カスタマイズ機能	記録入力ページの種類や記録入力項目・選択項目などはカスタマイズが可能。施設側の運営や記録方針に合わせた入力画面を構築できる

1. 入居者のホームでの生活などを記録
2. モバイル対応可能で、その都度入力が可能
3. 様々なパターンからタッチで入力が可能
4. 運営事業者の運用方法に応じてカスタマイズ可能
5. 各種商品との連携が可能

有やダッシュボードを使った個人単位・施設単位のデータの可視化や分析が可能だ。

　EGAO linkはこれらのシステムをスマホ1台で一元管理できるのが最大の特徴。様々な会社の業務システムをテストして使ってきたが、この組み合わせが当社にとってベストと判断している。主な選定理由は、（1）各商品が高いシェアを有していること、（2）各社の主力商品であること、（3）品質が高いこと、（4）各商品が連携可能であること──である。何より重要なのは、日進月歩で変わるテクノロジーの最新動向に対応できる企業規模であり、進化にチャレンジできる企業風土を持っていることだ。

　4つの製品のうち、見守りセンサーの機能に着目して選定理由を挙げれば、次の6点になる。（1）複数の入居者のベッド上における状態を把握できる、（2）一人ひとりの入居者のベッド上での状態を4種類（睡眠、覚醒、起き上がり、離床）把握できる、（3）4種類の状態の発生・変化を事前にアラート設定することが可能、（4）「睡眠日誌」で眠りの状態を可視化できる、（5）「心拍日誌」で心拍状態を可視化できる、（6）「呼吸日誌」で呼吸状態を可視化できる──である（**176〜178ページ図2**）。

　なお見守りシステムの中には、居室内にカメラを設置してモザイク処理を施しながら入居者の動きを感知するタイプもある。リアルタイムで情報を把握できる強みがあるが、施設の新築時に設置する必要があるといった制約もある。EGAO linkは既存の施

設にも導入できるため、システム構築の対象施設は幅広いといえるだろう。

　EGAO linkを構成する4社の機器導入を含めた初期コストは、60室のホームの場合で約2500万円、1室当たり約43万円。またランニングコストは月7万～10万円だ。

　EGAO linkの機能をもう少し詳しく説明しよう。あらかじめアラート設定した「覚醒」「起き上がり」「離床」などの入居者の動作が発生すると、介護職員のスマホにナースコールとして通知される。また、スマホで眠りSCANの機能を使えば、入居者の睡眠状態や心拍状態、呼吸状態を常にモニタリング可能だ。これにより、体調の変化などにいち早く気付き、転倒防止のために訪室および対応することができる。個々の入居者の睡眠や覚醒のパターンも把握できるため、一人ひとりのリズムに合わせたケアが可能になる。さらに、介護記録の入力や情報の確認などの作業をスマホで容易に操作でき、業務を大幅に効率化できるのも強みである。

　スマホの入力方法は面倒な文字入力ではなく、既存の項目から選択して送信するだけ。入力した記録はサーバーに送られ、全てのケアの履歴がシステム上で管理される。看護職員や機能訓練指導員などの専門職とも入居者の状況を詳細なデータで共有できるため、質の高いケアの提供や迅速な対応が可能になる。例えば、「呼吸日誌」「心拍日誌」では呼吸数、心拍数の変動の履歴、「睡眠

日誌」では睡眠状態の履歴を閲覧でき、ケア計画などの見直しに役立つ。

1日17時間の業務効率化を実現

　東京都町田市にある当社の介護付きホーム「アズハイム町田」では、2017年2月からEGAO linkの実証試験を行い、効果を検証してきた。結果、60室のホームの場合で、1日約17時間の業務効率化を実現できることが判明した（**184ページ表1**）。

　同システムの導入前には、夜間（20時〜翌7時）は3時間おきに職員が全居室を定期巡視して入居者の状態を記録していた。導入後は眠りSCANによって就寝状況を把握できるようになったため、必要時のみに訪室する体制に変更。これにより、5時間分（定期巡視4回分）をカットできた。

　また、介護記録の所要時間は、スマホへの入力により8時間から0.8時間（約50分）へ大幅に削減。紙の書類だと複数の書類に同じ内容を転記する手間などに忙殺されるが、その手間が自動化で一切なくなったメリットが大きかった。

　眠りSCANでは前述の通り、特定の入居者の起き上がりや離床を検知して通報するなど、きめ細かくアラートを設定する機能を備えており、呼吸数、心拍数などでのアラートの設定も可能だ。介護現場でのスムーズな運用には、この設定が鍵を握る。

例えば、当社の介護付きホームの1つ、「アズハイム練馬ガーデン」(東京都練馬区)で、アラート機能をオンにするのは入居者数の1割前後。主に夜間に起き上がったり、足元がふらつく可能性のある入居者を対象にするほか、睡眠パターンなどを把握する目的で新規入居者に設定している。入居者の2～3割に設定すると、ナースコールの回数が増え過ぎてしまうため、アセスメントの結果などを基に看護職員と相談しながら、どの入居者にアラート機能を作動させるかを決めている。

　一方、EGAO linkの機能の特色として、介護職員の残業時間や配置人数の削減効果も大きい。

　全ホームの正社員の介護職を対象に残業時間を調査したとこ

表1◎ アズパートナーズの「EGAO link」導入による効果（60室のホームの場合）

業務内容	導入前	導入後	削減効果
介護記録	約8時間	0.8時間(約50分)	約7時間削減
定期巡視	約5時間(4回)	0時間(0回)	約5時間削減
ナースコール	約7時間30分(約150回※)	2時間30分(50回)	約5時間削減
合計	約20時間30分	約3時間30分	約17時間削減

※1回3分とした場合

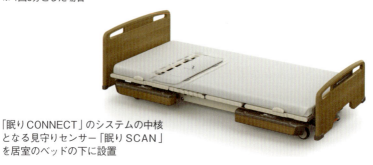

「眠りCONNECT」のシステムの中核となる見守りセンサー「眠りSCAN」を居室のベッドの下に設置

ろ、導入前は全ホームの平均で約6.56時間に上ったが、導入後は約5.2時間に短縮。最も改善効果が大きかったホームでは約10.4時間から約7.1時間まで削減できた。

186ページ図3は、前述の「アズハイム町田」(入居定員60人)の例である。EGAO linkの導入を機に、正社員の介護職の配置人数を20人から17人へ3人減らせたため、非常勤スタッフを含む直接処遇職員1人当たりのケア対象の入居者数が2.17人から2.44人へ増加。これにより人件費を年間1080万円削減できた。EGAO linkの導入が残業時間の削減やケアの効率化、さらには人件費の抑制につながることが、こうしたデータからも分かるだろう。187ページ図4は当社の介護DX(デジタルトランスフォーメーション)戦略のこれまでの道筋を示したものだ。2017年のEGAO link発売後、前述の「1日約17時間の業務効率化」「介護職員配置3人削減」を達成してきた。

さらに当社では、全ホームの実証を通じて33対1の夜勤配置を実現。夜勤職員が1人で入居者30人程度に対応可能になり、仮眠取得率も90％以上確保している(187ページ図5)。人員配置の効率化で利益率を向上できることから、今後のホームの開設計画は大規模施設を基本にしていく。従来は定員60室規模が中心だったが、新設ホームは70〜90室規模にする方針だ。

創出できた時間を「生活リハビリ」に充てる

EGAO linkの導入後、介護現場の業務効率化で創出できた時

図3◎人件費を削減できたホームの例

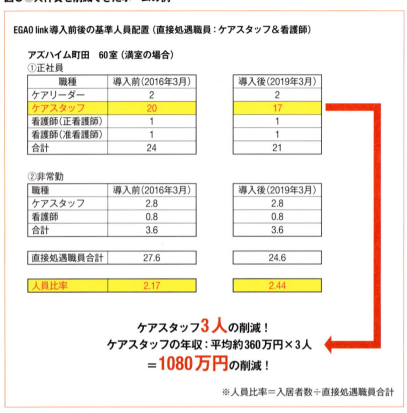

間は主として、当社が「生活リハビリ」と呼ぶ機能訓練の充実に振り向けている。これは入居者の日常のケアの中で、1〜2分程度、機能訓練の時間を加えるもの。例えば、食事の際などに入居者が居室からリビングに行くまでの間、歩行訓練として介護職員が見守りながら同行するといった具合である。業務スケジュールを「画一的なケア」から「QOL優先のケア」に見直すことで、入居者が「したい・やりたい」ことを実現できるようになるわけだ。

第5章｜先進的な介護事業者のケースに見る生産性向上のヒント

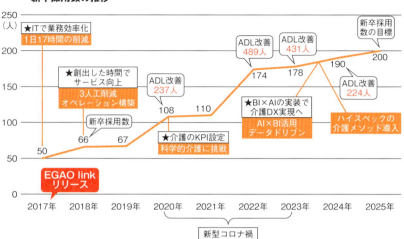

図4◎アズパートナーズの介護DX戦略の道筋、及びADLが改善した入居者数、新卒採用数の推移

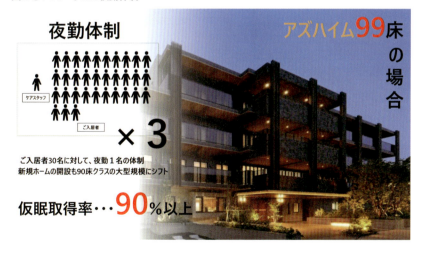

図5◎アズハイムの夜勤体制

　時間がないと、介護職員がつい車いすを押して移動させてしまうなど「お世話型」のケアになってしまいがち。その点、EGAO linkの導入後は時間的な余裕が生まれたこともあり、自立支援の

観点から入居者自身に可能な限り行ってもらい、職員がサポートする形に変更できた。日常のケアの中に自然と機能訓練が組み込まれ、各ホームでは職員の生活リハビリの提供回数を競う文化も生まれた。こうした取り組みはADL（日常生活動作）の改善実績にも表れている（187ページ図4）。

　業務負担の軽減などによる介護職員の離職率の改善も見られた。システム導入前に正社員で約26％あった全ホームの平均離職率が導入後に約19％に低下。最も効果が高かったホームでは約16％から約5％へ大幅に改善した。

　EGAO linkの導入効果は採用面にも表れている。新卒の社員の入社人数は2020年に108人、2021年に110人だったが、2022年に174人、2023年に178人、2024年には190人へ急増。毎年、過去最多の新卒採用数を更新している。学生たちが当社を選んだ理由をヒアリングすると、多くの学生たちがEGAO linkを挙げた。介護付きホームの現場見学などの際、先進的な当社の取り組みを見て、「楽しく成長できる社風だ」と感じてもらえているようだ。

　当社では今後、EGAO linkの機能をさらに進化させていきたい意向である。冒頭で述べたように、既に当社の全ての介護付きホームでEGAO linkを配備しているが、インカムシステムの導入も進めている（**190ページ図6**）。

インカムは、ホーム内の情報共有に欠かせない有効なツールの1つ。以前、一部のホームでトランシーバー型のインカムを試験的に運用したことがあるが、「スマホとインカムの2台持ちになってしまう」「インカムの本体機器が重くてイヤホンケーブルが邪魔になる」といった声が現場から聞かれた。そこで導入したのが、（株）サイエンスアーツ（東京都渋谷区）のスマホ対応インカムシステム「buddycom」（バディコム）である。ナースコール、介護記録、見守りの業務効率化を図るEGAO linkにまた新たな機能が加わり、インカムでの情報共有もスマホ1台で可能となった。

　さらに（株）エクサホームケア（東京都港区）の歩行・口腔機能分析AI（人工知能）アプリ「トルト」も導入している。高齢者の歩行状況や声などの動画をスマホで撮るだけで身体・口腔機能を見える化し、専門家の知見を基に開発されたAIがリスク測定やアセスメントを支援する製品だ。このデータもEGAO linkと共有している（175ページ図1）。

導入施設から「メリット大きい」の感想が続々

　以下では、EGAO linkの導入施設から寄せられた声の一部を紹介しよう。

・複数の職員が紙ベースで介護記録を作成していた頃と比べて、負担が大幅に軽減した。入居者に関するデータ収集が容易なので、家族にも現状や経過を迅速に回答できる

図6◎ インカム導入による業務効率化のメリット

スムーズな情報共有が可能な「buddycom」の使用例

◎「Aさん、どこにいますか？」場所の確認

◎入浴の状況をbuddycomで共有すれば、入浴が終わる入居者の状況連絡と次の入居者の準備ができ、業務効率化につながる

 ⇔ ⇔

情報連携が必要な介護現場で　　タイムリーな情報共有がbuddycomで可能に！

◎家族が来訪した際、スタッフ全員に共有

◎入居者の転倒などの緊急時、「ヘルプを呼びたい」とSOSを瞬時に出せる安心感

・入居者に褥瘡やケガなどが生じた場合、状態を画像や動画で記録に残せるため、連携する主治医の診断や事故原因の分析に役立ち、事故報告書の作成やヒヤリハット事例の管理、各種のデータ集計・分析にも便利。また入居者のフェースシートをアセスメント書類や介護・看護計画書にも活用できるなど、用途が幅広い

・ナースコールの件数や職員の行動などを実績データとして残せるため、施設側が適切に対応した点などを入居者や家族へ説明して理解を得られる

・入居者情報の集約・検索・提供・共有が容易で、表示も簡単にできる。様々なデータ収集や評価の際にスムーズに活用可能。

EGAO linkは介護報酬改定に対応

EGAO linkをはじめとするICT（情報通信技術）機器の介護現場での活用は、介護報酬でも評価されている。2021年度介護報

酬改定では特別養護老人ホーム（介護老人福祉施設）などで見守りセンサーを導入した場合の「夜勤職員配置加算」の要件が見直され、夜間の人員配置基準が緩和。2024年度改定では介護保険施設、特定施設入居者生活介護（介護付きホームなど）、認知症高齢者グループホーム、多機能型サービスを対象に「生産性向上推進体制加算」が創設され、各種のICT機器の活用が算定要件に盛り込まれた。

こうした加算で導入が求められる見守り機器、インカム、介護記録ソフト等のICT機器の要件は、EGAO linkを導入すればクリアできる。

また、2021年度改定では科学的介護情報システム（LIFE）へのデータ提出などを算定要件とする既存加算の上位区分や新設加算が多数導入された。これらの要件にもEGAO linkは対応可能だ。ケアコネクトジャパンの介護記録システム「CAREKARTE」がLIFEと連動しているため、入居者のデータを容易に提出できる。

ケアマネジャーの業務効率化ツールを開発

EGAO linkに関連して、当社は科学的介護の分野でも業務効率化のツールの開発を重ねている（**175ページ図1**）。

2023年11月に特許を出願したケアプラン自動作成ツールはその1つである。CAREKARTEや眠りCONNECTで収集・蓄積

した入居者一人ひとりの介護データベースを基に、自社開発の生成AIが最適なケアプランを数十秒で作成できる。これまで60分程度かかっていたケアマネジャーの業務負担の大幅な削減が見込まれる。

　BIダッシュボードも2023年12月に開発。入居者の介護に関するデータをリアルタイムで分かりやすく可視化し、必要な提供サービスの判断、職員間のスキル・知識の即時共有、迅速な問題解決を支援するものだ。当社の検証によると、ケアマネジャーのアセスメント業務の所要時間を1件当たり120分から30分、モニタリング業務の所要時間を同60分から15分へと大幅に短縮できた。

　これらのツールはいずれも2024年8月現在、当社の介護付きホームで実証中である。実用化できれば、ケアマネジャーの業務改善や生産性向上の支援が可能だ。「新たな介護DXと科学的介護」の実現に向けて大きな役割を果たせると確信している。

　当社は今後、EGAO linkを活用してポリファーマシー（多剤併用）の改善も進めていく。眠りCONNECTの活用で睡眠状態や日中の活動度合いなどの把握が可能なことから、例えば「日中の睡眠が多い」といったデータを基に、連携医療機関の医師や薬局の薬剤師等と協力し、減薬などにつなげる考えである。

　最後に、2024年6月にスタートした「介護DXサポート事業」

について触れておきたい。当社がこれまでに蓄積したノウハウを基に、介護施設や高齢者住宅のデジタル化や運営改善を支援するサービスである。

具体的には、(1) IoT／ICT導入フォローアップ (デジタルツールを効果的に活用できるように支援)、(2) データ活用 (収集データの分析でケアの質の向上を支援)、(3) 運営効率の改革 (デジタルツールとデータの活用で介護業務の効率化などを支援)、(4) 生産性向上と収益拡大 (運営の効率化で生産性向上と収益拡大を支援)——の各種メニューを用意。職員の採用や教育も併せてサポートする。

介護DXサポート事業は技術導入にとどまらず、介護施設・高齢者住宅の運営を根底から変える可能性を秘めている。各施設が直面する課題を解決し、より良い未来への道を切り開いていきたいと考えている。　　　　　　　（記事の情報は2024年8月時点）

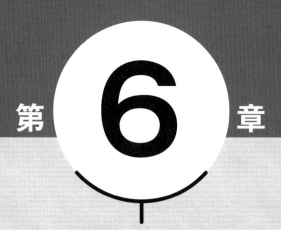

第6章

資料編

1 生産性向上推進体制加算の留意点（「生産性向上推進体制加算に関する基本的考え方並びに事務処理手順及び様式例等の提示について」）——196

2 特定施設の人員基準緩和措置の留意点（「『指定居宅サービス等の事業の人員、設備及び運営に関する基準』等における生産性向上に先進的に取り組む特定施設等に係る人員配置基準の留意点について」）——222

1
生産性向上推進体制加算の留意点

老高発0315第4号
令和6年3月15日
改正　老高発0329第1号
令和6年3月29日

各都道府県・各市区町村
介護保険主管部（局）長　殿

厚生労働省老健局高齢者支援課長
（公印省略）

生産性向上推進体制加算に関する基本的考え方並びに
事務処理手順及び様式例等の提示について

　生産性向上推進体制加算の取得については、「指定居宅サービスに要する費用の額の算定に関する基準」（平成十二年厚生省告示第十九号）、「指定施設サービス等に要する費用の額の算定に関する基準」（平成十二年厚生省告示第二十一号）、「指定地域密着型サービスに要する費用の額の算定に関する基準」（平成十八年

厚生労働省告示第百二十六号)、「指定介護予防サービスに要する費用の額の算定に関する基準」(平成十八年厚生労働省告示第百二十七号)、「指定地域密着型介護予防サービスに要する費用の額の算定に関する基準」(平成十八年厚生労働省告示第百二十八号)及び「厚生労働大臣が定める基準」(平成二十七年厚生労働省告示第九十五号)において示しているところであるが、今般、基本的考え方並びに事務処理手順及び様式例等を下記のとおりお示しするので、ご了知の上、貴管内の関係団体及び関係機関にその周知をお願いしたい。

記

1 基本的な考え方

　生産年齢人口が減少していく一方、介護需要が増大していく中において、介護人材の確保が喫緊の課題となっている。介護職員の処遇改善を進めることに加え、介護ロボットやICT等のテクノロジーの導入等により、介護サービスの質を確保するとともに、職員の負担軽減に資する生産性向上の取組(介護現場では業務改善と同義と捉えて差し支えない。)を推進することが重要である。

　テクノロジーの導入に関しては、平成27年度から地域医療介護総合確保基金を活用した導入支援等を実施しているところであるが、導入件数は増加傾向にある一方、令和4年度に実施した介護現場でのテクノロジー活用に関する調査研究によると、介護業界全体でみると、テクノロジーの導入が幅広く進んでいるとはい

えない状況である。また、テクノロジーの導入を行う場合には、介護現場の課題に合わせたテクノロジーの導入に加え、利用者の状況やテクノロジーの機能に応じた適切な業務手順の変更及び当該変更された手順に基づく継続的な業務改善の取組が必要となるところ、現場の声として、継続的な取組の実施が難しいといった課題もある。

　現在の介護現場の状況及び将来の社会情勢の変化を踏まえると、介護業界全体で生産性向上の取組を図る必要があることから、今般、令和６年度の介護報酬改定において、利用者の安全並びに介護サービスの質の確保及び職員の負担軽減に資する方策を検討するための委員会（以下「委員会」という。）の設置を義務付ける（３年間の経過措置を設定）とともに、テクノロジーの導入による効果の定着に向けて（※）継続的な活用を支援するため生産性向上推進体制加算（（Ⅰ）・（Ⅱ））（見守り機器等のテクノロジー等を導入し、「介護サービス事業における生産性向上に資するガイドライン」（以下「生産性向上ガイドライン」という。）に基づいた業務改善を継続的に行うとともに、効果に関するデータ提出を行うこと等を評価する加算）を新設したところである。

　なお、厚生労働省においては、下記６による実績報告をもとに、本加算を算定する介護サービス事業所における生産性向上の取組の進展状況を定期的に把握・分析することとしており、当該分析結果等を踏まえ、加算の見直しを含む必要な対策を検討することとしている。

（※）これまでに国が実施した実証事業等に参加をした介護サービス事業所等においては、生産性向上の取組による効果の

定着に複数年の期間を要するといった状況もある。

2 生産性向上推進体制加算（（Ⅰ）・（Ⅱ））の仕組み等

　生産性向上推進体制加算（以下「加算」という。）は、テクノロジーの導入後の継続的な活用を支援するため、委員会の開催や必要な安全対策を講じた上で、見守り機器等のテクノロジーを1つ以上導入し、生産性向上ガイドラインの内容に基づいた業務改善を継続的に行うとともに、事業年度毎に1回、生産性向上の取組に関する実績データを厚生労働省に報告する場合に、一月当たり10単位を算定（加算（Ⅱ））することとした。

　また、上記の加算（Ⅱ）の要件を満たし、当該要件に基づき提出した実績データにより生産性向上の取組による成果が確認された場合であって、見守り機器等のテクノロジーを複数導入し、かつ、職員間の適切な役割分担（特定の介護職員が利用者の介助に集中して従事することのできる時間帯を設けることやいわゆる介護助手の活用等。以下同じ。）の取組を行っている場合に、一月当たり100単位を算定（加算（Ⅰ））することとした。

　加算（Ⅰ）及び加算（Ⅱ）の関係については、加算（Ⅰ）が上位区分となるものである。両加算の違いとして、加算（Ⅱ）においては、生産性向上の取組の成果の確認は要件としていないところであるが、加算（Ⅰ）の算定に当たっては、加算（Ⅱ）で求める取組の成果の確認が要件となる。また、加算（Ⅰ）では加算（Ⅱ）の要件に加え、テクノロジーを複数導入するなどの違いがある。

　加算（Ⅰ）及び加算（Ⅱ）により、生産性向上の取組を段階的に支援していくこととしており、原則として、加算（Ⅱ）を算定し、

一定の期間、加算（Ⅱ）の要件に基づいた取組を進め、加算（Ⅰ）に移行することを想定しているものであるが、生産性向上の取組を本加算の新設以前より進めている介護サービス事業所においては、最初から加算（Ⅰ）を算定することも可能である。詳細については下記７を参照すること。

　また、加算（Ⅰ）及び加算（Ⅱ）を同時に算定することはできないものである。

　なお、加算（Ⅰ）の算定を開始するに当たっては、加算（Ⅱ）で求める取組の成果の確認が要件となることから、本加算の要件に基づき生産性向上の取組を開始するに当たっては、後述する６（１）から６（３）の項目に関するテクノロジー導入前の状況を調査する必要があることに留意すること。

３　介護機器について
　加算（Ⅰ）及び（Ⅱ）を算定するに当たっては、以下の介護機器を使用する必要があること。なお、介護機器の選定に当たっては、事業所の現状の把握及び業務面において抱えている課題の洗い出しを行い、業務内容を整理し、職員それぞれの担うべき業務内容及び介護機器の活用方法を明確化した上で、洗い出した課題の解決のために必要な種類の介護機器を選定すること。
（１）加算（Ⅰ）
　加算（Ⅰ）を算定するに当たっては、以下の①から③の介護機器を全て使用することとし、また、①の機器は全ての居室に設置し（全ての利用者を個別に見守ることが可能な状態をいう。）、②の機器は同一の時間帯に勤務する全ての介護職員が使用するこ

と。
　①見守り機器
　　　利用者がベッドから離れようとしている状態又は離れたことを感知できるセンサーであり、当該センサーから得られた情報を外部通信機能により職員に通報できる利用者の見守りに資する機器をいう。なお、見守り機器を居室に設置する際には、利用者のプライバシーに配慮する観点から、利用者又は家族等に必要な説明を行い、同意を得ることとし、機器の運用については、当該利用者又は家族等の意向に応じ、機器の使用を停止するなどの運用は認められる。
　②インカム（マイクロホンが取り付けられたイヤホンをいう。）等の職員間の連絡調整の迅速化に資するICT機器（ビジネス用のチャットツールの活用による職員間の連絡調整の迅速化に資するICT機器も含む。）
　③介護記録ソフトウェアやスマートフォン等の介護記録の作成の効率化に資するICT機器（複数の機器の連携も含め、データの入力から記録・保存・活用までを一体的に支援するものに限る。）
（2）加算（Ⅱ）
　加算（Ⅱ）を算定するにあたっては、（1）①から③に掲げる介護機器のうち、1つ以上を使用すること。なお、（1）②の機器は同一の時間帯に勤務する全ての介護職員が使用すること。

4　職員の業務分担の明確化等による業務の効率化及びケアの質の確保並びに職員の負担軽減について

加算（Ⅰ）を算定するに当たっては、業務内容の明確化や見直しを行い、職員間の適切な役割分担を実施すること。
　例えば、以下のことが対応として想定されるものであるが、委員会において、現場の状況に応じた必要な対応を検討すること。
  ・負荷が集中する時間帯の業務を細分化し個人に集中することがないよう平準化すること
  ・特定の介護職員が利用者の介助に集中して従事することのできる時間帯を設けること
  ・いわゆる介護助手の活用（食事等の準備や片付け、清掃、ベッドメイク、ごみ捨て等、利用者の介助を伴わない業務を集中的に実施する者を設けるなどの取組）を行うこと
  ・利用者の介助を伴わない業務の一部を外注すること

5　委員会における安全対策の検討及び取組状況の定期的な確認について
　委員会は、現場職員の意見が適切に反映されるよう、管理者だけでなく、ケアを行う職員を含む幅広い職種やユニットリーダー等が参画するものとする。
　委員会では、次の（1）から（4）までの事項について必要な検討を行い、また、委員会は三月に一回以上開催し、当該事項の実施状況を確認し、ケアを行う職員等の意見を尊重しつつ、必要に応じて利用者の安全並びに介護サービスの質の確保及び職員の負担軽減を図る取組の改善を図ること。
　また、委員会における検討に基づき実施された取組により業務効率化が図られた場合、その効率化された時間は、介護サービス

の質の確保及び職員の負担の軽減に資する取組に優先して充てること。

なお、委員会は、テレビ電話装置等を活用して行うことができるものとし、個人情報保護委員会・厚生労働省「医療・介護関係事業者における個人情報の適切な取扱いのためのガイダンス」、厚生労働省「医療情報システムの安全管理に関するガイドライン」等に対応すること。

（1）「利用者の安全及びケアの質の確保」について

①見守り機器等から得られる離床の状況、睡眠状態やバイタルサイン等の情報を基に、介護職員、看護職員、介護支援専門員その他の職種が連携して、見守り機器等の導入後の利用者等の状態が維持されているか確認すること。

②利用者の状態の変化等を踏まえた介護機器の活用方法の変更の必要性の有無等を確認し、必要な対応を検討すること。

③見守り機器を活用する場合、安全面から特に留意すべき利用者については、定時巡回の実施についても検討すること。

④介護機器の使用に起因する施設内で発生した介護事故又はヒヤリ・ハット事例（介護事故には至らなかったが介護事故が発生しそうになった事例をいう。）（以下「ヒヤリ・ハット事例等」という。）の状況を把握し、その原因を分析して再発の防止策を検討すること。

（2）「職員の負担の軽減及び勤務状況への配慮」について

実際に勤務する職員に対して、アンケート調査やヒアリング等を行い、介護機器等の導入後における次の①から③までの内容をデータ等で確認し、適切な人員配置や処遇の改善の検討等が行わ

れていること。
　①ストレスや体調不安等、職員の心身の負担の増加の有無
　②職員の負担が過度に増えている時間帯の有無
　③休憩時間及び時間外勤務等の状況
（3）「介護機器の定期的な点検」について
　次の①及び②の事項を行うこと。
　①日々の業務の中で、あらかじめ時間を定めて介護機器の不具合がないことを確認するなどの不具合のチェックを行う仕組みを設けること。
　②使用する介護機器の開発メーカー等と連携し、定期的に点検を行うこと。
（4）職員に対する研修について
　介護機器の使用方法の講習やヒヤリ・ハット事例等の周知、その事例を通じた再発防止策の実習等を含む職員研修を定期的に行うこと。
　また、加算（Ⅰ）を算定するに当たっては、上記に加え、職員間の適切な役割分担による業務の効率化等を図るために必要な職員研修等を定期的に実施すること。

6　生産性向上の取組に関する実績データの厚生労働省への報告について
　事業年度毎に1回、生産性向上の取組に関する実績として、加算（Ⅰ）を算定する場合には、次の（1）から（5）の事項について、加算（Ⅱ）を算定する場合には、次の（1）から（3）の事項について、原則としてオンラインにより厚生労働省（提出された

データについては、厚生労働省のほか指定権者においても確認ができるものとする）に当該事項の結果を提出すること。

（１）については、調査実施に係る現場の負担も考慮し、５名程度の利用者を調査の対象とすること。なお、５名程度の対象者の選定に当たっては、利用者及び介護職員の負担が軽減されるよう、利用者自身で調査に回答を行うことが可能な利用者を優先的に対象とすることも差し支えない。また、加算（Ⅱ）を算定する場合で、介護機器の導入を行ったフロアや居室の利用者の数が５名に満たない場合は、当該利用者全員を調査対象とすること。

（２）から（４）については、全ての介護職員（加算（Ⅱ）を算定する場合の（２）及び（３）については、介護機器の導入を行ったフロア等に勤務する介護職員）を調査の対象とする。

（５）については、調査実施に係る現場の負担も考慮し、日中の時間帯、夜間の時間帯それぞれについて、複数人の介護職員を調査の対象とすることで足りるものとする。

なお、（１）の調査の実施及び実績の厚生労働省への報告については、利用者又は家族等に必要な説明を行い、同意を得ることとし、当該利用者又は家族等の意向に応じ、調査の対象としないこととするなどの運用は認められるものであること。また、（４）の調査の実施及び実績の厚生労働省への報告については、介護職員に必要な説明を行い、同意を得ることとし、当該介護職員の意向に応じ、調査の対象としないこととするなどの運用は認められるものであること。

（１）利用者の満足度等の評価

別添１の利用者向け調査票により、ＷＨＯ－５調査（利用者に

おける満足度の変化）の実施及び生活・認知機能尺度の確認を行うこと。
（２）総業務時間及び当該時間に含まれる超過勤務時間の調査
　別添２の施設向け調査票により、対象事業年度の１０月（※１）における介護職員の１月当たりの総業務時間及び超過勤務時間を調査（※２）すること。
　また、労働時間の把握については、原則として、タイムカード、パーソナルコンピュータ等の電子計算機の使用時間（ログインからログアウトまでの時間）の記録等の客観的な記録（賃金台帳に記入した労働時間数も含む）により把握する必要があること。
　（※１）本加算を算定した初年度においては、算定を開始した月とすること。
　（※２）総業務時間及び超過勤務時間は調査対象者全体の平均値（少数点第１位まで）を報告すること。
（３）年次有給休暇の取得状況の調査
　別添２の施設向け調査票により、対象事業年度の１０月を起点として直近１年間の年次有給休暇の取得日数を調査（※）すること。
　（※）年次有給休暇の取得日数は調査対象者全体の平均値（少数点第１位まで）を報告すること。
（４）介護職員の心理的負担等の評価
　別添３の介護職員向け調査票により、ＳＲＳ-１８調査（介護職員の心理的負担の変化）及び職員のモチベーションの変化に係る調査を実施すること。
（５）機器の導入等による業務時間（直接介護、間接業務、休憩

等）の調査

別添４の介護職員向け調査票により、５日間の自記式又は他記式によるタイムスタディ調査を実施すること。

7 生産性向上の取組による業務の効率化及びケアの質の確保並びに職員の負担軽減に関する成果があることの確認について
（１）加算（Ⅱ）を算定する介護サービス事業所が加算の区分を変更し加算（Ⅰ）の算定を開始しようとする場合

加算（Ⅰ）の算定開始に当たっては、生産性向上の取組の成果として、業務の効率化及びケアの質の確保並びに職員の負担軽減が行われていることの確認が必要である。

具体的には、加算（Ⅱ）の要件となる介護機器の導入後、生産性向上の取組を三月以上継続した上で、６（１）から６（３）の項目について、当該介護機器の導入前後の状況を比較することにより、①から③のとおり成果が確認される必要がある。

この場合、比較する対象者は、原則として６（１）から６（３）の項目の調査を当該介護機器の導入前後ともに受けている同一の利用者及び介護職員とすること。なお、介護職員が育児・介護休業法等による育児・介護等の短時間勤務制度を利用する場合や「治療と仕事の両立ガイドライン」に沿って事業者が設ける短時間勤務制度等を利用する場合等、比較対象の期間中に勤務形態に変更が生じる場合についても、比較の対象から除くこと。

また、本加算の新設以前から生産性向上の取組に着手しており、加算（Ⅱ）の要件となる介護機器の導入前の６（１）の項目に関する調査のデータがない場合等については、当該介護機器の導

入前から介護サービスを利用する利用者へのヒアリング調査等を行い、その結果に基づき、委員会において当該介護機器の導入による利用者の満足度等への影響がないことを確認することで足りるものとする。

① 6（1）の項目について、本取組による悪化がみられないこと。

（※）「悪化がみられないこと」とは、比較により数値が下がっていないことをいうものであるが、数値の低下の要因が生産性向上の取組に伴うものではない事象によるものであることが明らかな場合については当該事象の発生した利用者について、調査の集計対象から除くことは差し支えない。

② 6（2）の項目について、介護職員の総業務時間及び当該時間に含まれる超過勤務時間が短縮していること。本項目の調査対象期間は、6（2）に規定する調査対象期間（※）に関わらず、加算（Ⅱ）の要件となる介護機器の導入後、生産性向上の取組を三月以上継続した以降の月における介護職員の1月当たりの総業務時間及び超過勤務時間を調査することとしても差し支えない。なお、当該介護機器導入前の直近の同月又は当該介護機器を導入した月の前月の勤務状況と比較すること。

（※）10月における介護職員の1月当たりの総業務時間及び超過勤務時間

③ 6（3）の項目について、維持又は増加していること。本項目の調査対象期間は、6（3）に規定する調査対象期間（※1）に関わらず、加算（Ⅱ）の要件となる介護機器を導入し

た月又は加算（Ⅱ）の算定を開始した月から②の調査対象月までの期間を調査対象期間としても差し支えない。なお、当該介護機器導入前の直近の同期間又は当該介護機器を導入した月の前月を起点とする直近の調査対象期間の月数（※２）における取得日数と比較すること。

（※１）10月を起点として直近１年間の年次有給休暇の取得日数

（※２）例えば、加算（Ⅱ）の要件となる介護機器を令和６年４月に導入し、②の調査対象期間を同年４月から同年７月の４か月間とした場合は、「直近の同期間」は令和５年４月から同年７月の４か月間であり、「当該介護機器を導入した月の前月を起点とする直近の調査対象期間の月数」は令和５年12月から令和６年３月の４か月間となる。

（２）本加算の新設以前から加算（Ⅰ）の要件を満たすような生産性向上の取組を進めている介護サービス事業所が最初から加算（Ⅰ）を算定しようとする場合

　生産性向上の取組を従来から進めている介護サービス事業所が最初から加算（Ⅰ）を算定する場合、加算（Ⅰ）の算定開始に当たっては、当該事業所における生産性向上の取組による成果として（１）①から③に該当することを示すデータの提出が必要である。この場合において、データとは、当該事業所において生産性向上の取組を開始した際のデータを有している場合については、当該データと現在の状況を比較することが考えられる。しかしな

がら、加算（Ⅱ）の要件となる介護機器の導入前の６（１）の項目に関する調査のデータがない場合等については、当該介護機器の導入前から介護サービスを利用する利用者へのヒアリング調査等を行い、その結果に基づき、委員会において当該介護機器の導入による利用者の満足度等への影響がないことを確認することで足りるものとする。
（３）（１）及び（２）に該当しない介護サービス事業所が最初から加算（Ⅰ）を算定しようとする場合
　（１）及び（２）に該当しない介護サービス事業所が最初から加算（Ⅰ）を算定しようとする場合、加算（Ⅱ）の要件となる介護機器の導入後、生産性向上の取組を３月以上継続した上で、当該介護機器の導入前後における６（１）から６（３）の項目について、（１）①から③に該当することを示すデータの提出が必要である。

8　厚生労働省等への報告等について
　６の厚生労働省への報告については、別紙１により報告をすること。また、加算（Ⅰ）の算定を開始する場合、「介護給付費算定に係る体制等に関する届出等における留意点について」（令和６年３月15日老発0315第１号）の別紙28「生産性向上推進体制加算に係る届出書」を届け出る際に、当該届出書の備考１に規定する各種指標に関する調査結果のデータとして別紙２を添付すること。
　あわせて、別紙１については「電子申請・届出システム」を活用したオンラインによる提出を予定しているが、システム改修に一定の期間を要するため、当面の間は別の方法による提出とする

予定である。詳細については、別途通知する。

　報告にあたり、指定権者が委員会における検討状況を確認できるよう、当該委員会の議事概要を提出すること。また、介護サービス事業所のテクノロジー活用に関して、厚生労働省が行うケアの質や職員の負担への影響に関する調査・検証等への協力に努めること。

9　その他
　介護保険法の改正により、令和6年4月から介護サービス事業所の生産性向上の取組が促進されるよう都道府県に対する努力義務が創設されることも踏まえ、都道府県主導のもと、生産性向上に資する様々な支援・施策を総合的・横断的に一括して取り扱い、適切な支援につなぐワンストップ窓口の設置等を進めているところである。本加算の算定に際し、生産性向上の取組を進めるに当たっては、当該窓口の活用も有効である。

(別紙1)　　　　　　　　　　　　　　　　　　　　　　　　令和　年　月　日

生産性向上推進体制加算に関する取組の実績報告書（毎年度報告）

事業所番号	
事業所名	
施設種別	1 短期入所生活介護　2 短期入所療養介護　3 特定施設入居者生活介護 4 小規模多機能型居宅介護　5 認知症対応型共同生活介護　6 地域密着型特定施設入居者生活介護 7 地域密着型介護老人福祉施設　8 看護小規模多機能型居宅介護　9 介護老人福祉施設 10 介護老人保健施設　11 介護医療院　12 介護予防短期入所生活介護 13 介護予防短期入所療養介護　14 介護予防特定施設入居者生活介護　15 介護予防小規模多機能型居宅介護 16 介護予防認知症対応型共同生活介護
届出区分	1 生産性向上推進体制加算（Ⅰ）　2 生産性向上推進体制加算（Ⅱ）
人員配置状況	（常勤換算方式）　利用者　3（人）：介護職員　　　（人）

1 利用者の満足度の変化
調査時期　令和　年　月

① WHO-5（調査）　調査対象人数　　人

点数区分	0点～6点	7点～13点	14点～19点	20点～25点
人数				

② 生活・認知機能尺度（調査）　調査対象人数　　人

点数区分	7点～14点	15点～21点	22点～28点	29点～35点
人数				

2 総業務時間及び当該時間に含まれる超過勤務時間の変化　調査対象人数　　人

対象期間	令和　年　月	対象期間	左表と同じ
総業務時間		超過勤務時間	

（※1）一月あたりの時間数（調査対象者平均、小数点第1位まで記載）（時間）
（※2）対象期間は10月としているが、本加算の算定初年度においては算定を開始した月を対象期間とする。

3 年次有給休暇の取得状況　調査対象人数　　人

対象期間	令和　年11月～令和　年10月
年次有給休暇取得日数	

（※）対象期間における調査対象者の取得した年次有給休暇の日数（調査対象者平均、小数点第1位まで記載）（日）

4 介護職員の心理的負担等の変化
調査時期　令和　年　月

① SRS-18（調査）　調査対象人数　　人

点数区分	0点～7点	8点～19点	20点～31点	32点～54点
人数				

② モチベーションの変化（調査）　調査対象人数　　人

点数区分	-3点～-1点	0点	1点～3点
仕事のやりがい	人	人	人
職場の活気	人	人	人

5 タイムスタディ調査　（※）5日間の調査
調査時期　令和　年　月

① 日中　調査対象人数　　人

類型	直接介護	間接業務	余裕時間	休憩・待機・その他
割合（％）				

（※）余裕時間とは、突発でのケアや対応ができる状態での業務時間

調査対象者の業務時間の総和		時間（少数点第1位まで記載）

② 夜間　調査対象人数　　人

類型	直接介護	間接業務	余裕時間	休憩・待機・その他
割合（％）				

調査対象者の業務時間の総和		時間（少数点第1位まで記載）

備考　加算（Ⅰ）は1～5を記入し、加算（Ⅱ）は1～3を記入すること。詳細については、別途通知（「生産性向上推進体制加算に関する基本的考え方並びに事務処理手順及び様式例等の提示について」）を参照すること。

(別紙2) 令和　年　月　日

生産性向上推進体制加算（Ⅰ）の算定に関する取組の成果

事業所名	

生産性向上推進体制加算（Ⅱ）の要件となる介護機器の導入時期

導入時期	令和　年　月

1　利用者の満足度等の変化

事前調査時期	令和　年　月	事後調査時期	令和　年　月

①－1　WHO－5（事前調査）　調査対象人数　　人

点数区分	0点～6点	7点～13点	14点～19点	20点～25点
人数				

①－2　WHO－5（事後調査）　調査対象人数　　人

点数区分	0点～6点	7点～13点	14点～19点	20点～25点
人数				

調査対象者に関して、数値が悪化していないことの確認　□

②－1　生活・認知機能尺度（事前調査）　調査対象人数　　人

点数区分	7点～14点	15点～21点	22点～28点	29点～35点
人数				

②－2　生活・認知機能尺度（事後調査）　調査対象人数　　人

点数区分	7点～14点	15点～21点	22点～28点	29点～35点
人数				

調査対象者に関して、数値が悪化していないことの確認　□

上記の調査データがなく、ヒアリング調査を実施した場合（備考参照）　□

2　総業務時間及び当該時間に含まれる超過勤務時間の変化　調査対象人数　　人

対象期間	(事前)令和　年　月	(事後)令和　年　月
総業務時間		

対象期間	(事前)上表と同じ	(事後)上表と同じ
超過勤務時間		

（※）一月あたりの時間数（調査対象者平均、小数点第1位まで記載）（時間）

総業務時間及び超過勤務時間が短縮していることの確認　□

3　年次有給休暇の取得状況　調査対象人数　　人

対象期間	(事前)令和　年　月～　月	(事後)令和　年　月～　月
年次有給休暇取得日数		

（※）対象期間における調査対象者の取得した年次有給休暇の日数（調査対象者平均、小数点第1位まで記載）（日）

年次有給休暇の取得状況が維持又は増加していることの確認　□

備考　詳細については、別途通知（「生産性向上推進体制加算に関する基本的考え方並びに事務処理手順及び様式例等の提示について」）を参照すること。また、成果の確認に当たっては加算（Ⅱ）の要件となる介護機器の導入後、3月以上取組の継続が必要であることに留意すること。
　　　また、利用者の満足度等の変化に関する調査のデータがない場合であって、介護機器の導入前からサービスを利用する利用者へのヒアリング調査等を実施した場合は、当該調査結果及び委員会での当該結果を確認した議事概要を提出すること。

利用者向け調査票

別添1

施設名		利用者番号		記入日 年 月 日

1. 対象利用者概要

性別	1：男　2：女	年齢	才
要介護度	1：要介護1　2：要介護2　3：要介護3　4：要介護4　5：要介護5 6：自立・要支援　7：その他（要支援・区分申請中等）		

2. 対象利用者の生活・認知機能尺度

1-① 身近なもの（たとえば、メガネや入れ歯、財布、上着、鍵など）を置いた場所を覚えていますか
※介護者が一緒に探しているなど、一人で探す様子が分からない場合は、もし一人で探すとしたらどうかを想定して評価してください

5	常に覚えている
4	たまに（週1回程度）忘れることはあるが、考えることで思い出せる
3	思い出せないこともあるが、きっかけがあれば自分で思い出すこともある（思い出せることと思い出せないことが同じくらいの頻度）
2	きっかけがあっても、自分では置いた場所をほとんど思い出せない
1	忘れたこと自体を認識していない

1-② 身の回りに起こった日常的な出来事（たとえば、食事、入浴、リハビリテーションや外出など）をどのくらいの期間、覚えていますか　※最近1週間の様子を評価してください

5	1週間前のことを覚えている
4	1週間前のことは覚えていないが、数日前のことは覚えている
3	数日前のことは覚えていないが、昨日のことは覚えている
2	昨日のことは覚えていないが、半日前のことは覚えている
1	全く覚えていられない

② 現在の日付や場所等についてどの程度認識できますか
※上位レベルのことと下位レベルのことが両方でき、上位と下位の間の項目ができない場合には、上位レベルのほうを選び回答してください　例：1と3に該当し、2に該当しない場合⇒1を選択する

5	年月日はわかる（±1日の誤差は許容する）
4	年月日はわからないが、現在いる場所の種類はわかる
3	場所の名称や種類はわからないが、その場にいる人が誰だかわかる（家族であるか、介護者であるか、看護師であるか等）
2	その場にいる人が誰だかわからないが、自分の名前はわかる
1	自分の名前がわからない

③ 誰かに何かを伝えたいと思っているとき、どれくらい会話でそれを伝えることができますか
※「会話ができる」とは、2者の意思が互いに疎通できている状態を指します

5	会話に支障がない（「○○だから、××である」といった2つ以上の情報がつながった話をすることができる）
4	複雑な会話はできないが、普通に会話はできる（「○○だから、××である」といった2つ以上の情報がつながった話をすることはできない）
3	普通に会話はできないが、具体的な欲求を伝えることはできる（「痛い」「お腹が空いた」などの具体的な要求しか伝えられない）
2	会話が成り立たないが、発語はある（発語はあるが、簡単な質問に対して適切な回答ができなかったり、何を聞いても「うん」とだけ答える）
1	発語がなく、無言である

④ 一人で服薬ができますか
※服薬していなかったり、介護者が先に準備しているなど、実際の服薬能力が分からない場合は、一人で服薬する場合を想定して評価してください

5	自分で正しく服薬できる
4	自分で用意して服薬できるが、たまに（週1回程度）服薬し忘れることがある
3	2回に1回は服薬を忘れる
2	常に薬を手渡しすることが必要である
1	服薬し終わるまで介助・みまもりが必要である

⑤ 一人で着替えることができますか
※まひ等により身体が不自由で介助が必要な場合は、障害がない場合での衣服の機能への理解度を想定して評価してください

5	季節や気温に応じた服装を選び、着脱衣ができる
4	季節や気温に応じた服装選びはできないが、着る順番や方法は理解し、自分で着脱衣ができる
3	促してもらえれば、自分で着脱衣ができる
2	着脱衣の一部を介護者が行う必要がある
1	着脱衣の全てを常に介護者が行う必要がある

⑥ テレビやエアコンなどの電化製品を操作できますか
※テレビが無い場合は、エアコンで評価してください　いずれもない場合は、電子レンジ、ラジオなどの電化製品の操作で評価してください

5	自由に操作できる（「複雑な操作」も自分で考えて行うことができる）
4	チャンネルの順送りなど普段している操作はできる（「単純な操作」であれば自分で行うことができる）
3	操作間違いが多いが、操作方法を教えてもらえれば使える（「単純な操作」が分からないことがあるが、教えれば自分で操作することができる）
2	リモコンを認識しているが、リモコンの使い方が全く分からない（何をする電化製品かは分かるが、操作を教えても自分で操作することはできない）
1	リモコンが何をするものか分からない

3. 対象利用者におけるQOLの変化

QOLの変化　※出典：WHO-5 精神的健康状態表

最近2週間、利用者の状態に最も近いものに○をつけてください	いつも	ほとんどいつも	半分以上の期間を	半分以下の期間を	ほんのたまに	まったくない
1 明るく、楽しい気分で過ごした	5	4	3	2	1	0
2 落ち着いた、リラックスした気分で過ごした	5	4	3	2	1	0
3 意欲的で、活動的に過ごした	5	4	3	2	1	0
4 ぐっすりと休め、気持ちよく目覚めた	5	4	3	2	1	0
5 日常生活の中に、興味のあることがたくさんあった	5	4	3	2	1	0

以上です。ご回答ありがとうございました。

施設向け調査票（労働時間等調査票）

別添2

入職前など、1か月間のすべてで勤務がない場合は"ー"と記載ください。

職員番号	例：令和5年 ●月 所定総労働時間	総実労働時間	●月 所定総労働時間	総実労働時間	●月 所定総労働時間	総実労働時間	●月 所定総労働時間	総実労働時間	●月 所定総労働時間	総実労働時間	●月 所定総労働時間	総実労働時間	●月 所定総労働時間	総実労働時間	●月 所定総労働時間	総実労働時間	年間の有給休暇の取得日数
1																	
2																	
3																	
4																	
5																	
6																	
7																	
8																	
9																	
10																	
11																	
12																	
13																	
14																	
15																	
16																	
17																	
18																	
19																	
20																	
21																	
22																	
23																	
24																	
25																	
26																	
27																	
28																	
29																	
30																	

職員向け調査票

別添3

施設名		職員番号	記入日
			年　月　日

1. 職員概要

性別	1:男　2:女	年齢階級	10歳代　・　20歳代　・　30歳代　・　40歳代　・　50歳代　・ 60歳代　・　70歳代〜
役職	1:経営層	2:管理者・リーダー	3:一般職　　4:その他（　　　　）
現状の職種 での経験年数	年　ヶ月		

2. 心理的負担評価

※出典：心理的ストレス反応測定尺度（Stress Response Scale-18）

※ この設問では、普段の心理的な状態についてお伺いします。それぞれ、あてはまるもの1つに○をつけてください。

	全くちがう	いくらかそうだ	まあそうだ	その通りだ
1　怒りっぽくなる	0	1	2	3
2　悲しい気分だ	0	1	2	3
3　なんとなく心配だ	0	1	2	3
4　怒りを感じる	0	1	2	3
5　泣きたい気持ちだ	0	1	2	3
6　感情を抑えられない	0	1	2	3
7　くやしい思いがする	0	1	2	3
8　不愉快だ	0	1	2	3
9　気持ちが沈んでいる	0	1	2	3
10　いらいらする	0	1	2	3
11　いろいろなことに自信がない	0	1	2	3
12　何もかもいやだと思う	0	1	2	3
13　よくないことを考える	0	1	2	3
14　話や行動がまとまらない	0	1	2	3
15　なぐさめて欲しい	0	1	2	3
16　根気がない	0	1	2	3
17　ひとりでいたい気分だ	0	1	2	3
18　何かに集中できない	0	1	2	3

3. テクノロジーの導入等によるモチベーションの変化

※ この設問では、**テクノロジーの導入等の前後のモチベーションの変化**についてお伺いします。

		←減少したと感じる				増加したと感じる→	
1	テクノロジー導入等による、仕事のやりがいの変化	-3	-2	-1	0	1	2	3
2	テクノロジー導入等による、職場の活気の変化	-3	-2	-1	0	1	2	3

職員向け調査票は以上です。

職員向けタイムスタディ調査票

↓以下、所定勤務時間や実勤務時間に関する記載漏れが多

施設名		担当しているユニット・フロ
職員ID		所定勤務時間
調査実施日	月　　日（　　曜日）	実勤務時間（残業時間

※10分間のうち、実施した業務について、その時間数（整数）について、縦列の合計が10分となるよう記入して下さい。記
　　記載例：「1.移動・移乗・体位交換を6分間、7.食事支援を4分間」実施した場合
※勤務時間に応じて、「時台」の枠に、数字を記入してください。記載例として、8時から勤務を始めた場合には、「8時台」「9時

NO	分類	Sub-NO	項目	記載例	時台 00分-09分	10分-19分	20分-29分	30分-39分	40分-49分	50分-59分	時台 00分-09分	10分-19分	20分-29分	30分-39分	40分-49分	50分-59分
A	直接介護（※1）	1	移動・移乗・体位交換	6												
		2	排泄介助・支援													
		3	入浴・整容・更衣													
		4	利用者とのコミュニケーション													
		5	日常生活自立支援（※2）													
		6	行動上の問題への対応（※3）													
		7	食事支援	4												
		8	機能訓練・リハビリテーション・医療的処置													
		9	その他の直接介護													
B	間接業務	10	巡回・移動													
		11	記録・文書作成・連絡調整等（※4）													
		12	利用者のアセスメント・情報収集・介護計画の作成・見直し													
		13	見守り機器の使用・確認													
		14	介護ロボット・ICT機器の準備・調整・片付け（※5）													
		15	他の職員に対する指導・教育（※6）													
		16	食事・おやつの配膳・下膳等													
		17	入浴業務の準備等													
		18	リネン交換・ベッドメイク													
		19	居室清掃・片付け													
		20	消毒などの感染症対応													
		21	その他の間接業務（※7）													
C	休憩	22	休憩・待機・仮眠													
D	その他	23	その他													
E	余裕時間	24	余裕時間（突発でのケアや対応ができる状態）													
-		-	備考・補足等													

※1　見守りによる介助を含む。
※2　入眠起床支援、訴えの把握、日常生活の支援

※3　徘徊、不潔行為、昼夜逆転等に対する対応等
※4　利用者に関する記録等の作成、勤務票等の作成、申し送り、職員間の

第 6 章 | 資料編

別添4

調査票（表面）

す。忘れずに必ず記載をお願いします。

| : | 〜 | : |
| : | 〜 | : |

参考ください。

・と勤務終了まで記載ください。

時台	時台	時台	時台
00分- 10分- 20分- 30分- 40分- 50分-	00分- 10分- 20分- 30分- 40分- 50分-	00分- 10分- 20分- 30分- 40分- 50分-	00分- 10分- 20分- 30分- 40分- 50分-
09分 19分 29分 39分 49分 59分	09分 19分 29分 39分 49分 59分	09分 19分 29分 39分 49分 59分	09分 19分 29分 39分 49分 59分

※5 機器の充電、セッティング、設定の確認・見直し、片付け作業等　　※7 レクリエーションの準備等
整、文書検索等　　※6 ケアの内容や方法に関する指導、OJT等

※ **10分間のうち、実施した業務について、その時間数（整数）について、縦列の合計が10分となるよう記入して下さい。**
記載例：「1.移動・移乗・体位交換を6分間、7.食事支援を4分間」実施した場合
※ 勤務時間に応じて、「時台」の枠に、数字を記入してください。記載例として、8時から勤務を始めた場合には、「8時台」「9

NO	分類	Sub-NO	項目	記載例	時台 00分-09分	10分-19分	20分-29分	30分-39分	40分-49分	50分-59分	時台 00分-09分	10分-19分	20分-29分	30分-39分	40分-49分	50分-59分
A	直接介護（※1）	1	移動・移乗・体位交換	6												
		2	排泄介助・支援													
		3	入浴・整容・更衣													
		4	利用者とのコミュニケーション													
		5	日常生活自立支援（※2）													
		6	行動上の問題への対応（※3）													
		7	食事支援	4												
		8	機能訓練・リハビリテーション・医療的処置													
		9	その他の直接介護													
B	間接業務	10	巡回・移動													
		11	記録・文書作成・連絡調整等（※4）													
		12	利用者のアセスメント・情報収集・介護計画の作成・見直し													
		13	見守り機器の使用・確認													
		14	介護ロボット・ICT機器等の準備・調整・片付け（※5）													
		15	他の職員に対する指導・教育（※6）													
		16	食事・おやつの配膳・下膳等													
		17	入浴業務の準備等													
		18	リネン交換・ベッドメイク													
		19	居室清掃・片付け													
		20	消毒などの感染症対応													
		21	その他の間接業務（※7）													
C	休憩	22	休憩・待機・仮眠													
D	その他	23	その他													
E	余裕時間	24	余裕時間（突発でのケアや対応ができる状態）													
-	-	-	備考・補足等													

※1 見守りによる介助を含む。
※2 入眠起床支援、訴えの把握、日常生活の支援
※3 徘徊、不潔行為、昼夜逆転等に対する対応等
※4 利用者に関する記録等の作成、勤務票等の作成、申し送り、職員

第 6 章 | 資料編

調査票（裏面）

参考ください。

・と勤務終了まで記載ください。

時台						時台						時台						時台					
10分-19分	20分-29分	30分-39分	40分-49分	50分-59分	00分-09分	10分-19分	20分-29分	30分-39分	40分-49分	50分-59分	00分-09分	10分-19分	20分-29分	30分-39分	40分-49分	50分-59分	00分-09分	10分-19分	20分-29分	30分-39分	40分-49分	50分-59分

※5 機器の充電、セッティング、設定の確認・見直し、片付け作業等　　※7 レクリエーションの準備等
整、文書検索等　　※6 ケアの内容や方法に関する指導、OJT等

221

2
特定施設の
人員基準緩和措置の留意点

老高発0315第5号
令和6年3月15日
改正　老高発0329第1号
令和6年3月29日

各都道府県・各市区町村
介護保険主管部（局）長殿

厚生労働省老健局高齢者支援課長
（公印省略）

「指定居宅サービス等の事業の人員、設備及び運営に関する基準」等における生産性向上に先進的に取り組む特定施設等に係る人員配置基準の留意点について

　今般、令和6年度の介護報酬改定において、生産性向上に先進的に取り組む特定施設入居者生活介護、地域密着型特定施設入居者生活介護及び介護予防特定施設入居者生活介護（以下「特定施設等」という。）における人員配置基準の見直しを行うこととした

ところである。

　特定施設等に関する人員配置基準については、指定居宅サービス等の事業の人員、設備及び運営に関する基準（平成11年厚生省令第37号。以下「居宅基準」という。）、指定地域密着型サービスの事業の人員、設備及び運営に関する基準（平成18年厚生労働省令第34号。以下「地域密着型基準」という。）及び指定介護予防サービス等の事業の人員、設備及び運営並びに指定介護予防サービス等に係る介護予防のための効果的な支援の方法に関する基準（平成18年厚生労働省令第35号。以下「予防基準」という。）において示しているところであるが、今般の見直しに伴う留意事項を下記のとおりお示しするので、ご了知の上、関係団体、関係機関にその周知をお願いしたい。

記

　居宅基準第175条第9項、地域密着型基準第110条第11項及び予防基準第231条第9項に規定する、生産性向上に先進的に取り組む場合に配置すべき看護職員及び介護職員の員数を人員体制とする場合においては、以下のとおり取り扱うこととする。

1　介護機器について
　「介護機器を複数種類活用」とは、以下に掲げる介護機器を全て使用することであり、その際、ａの機器は全ての居室に設置し（全ての利用者を個別に見守ることが可能な状態をいう。）、ｂの機器は同一の時間帯に勤務する全ての介護職員が使用する必要が

ある。
　　a 見守り機器（利用者がベッドから離れようとしている状態又は離れたことを感知できるセンサーであり、当該センサーから得られた情報を外部通信機能により職員に通報できる利用者の見守りに資する機器をいう。）
　　b インカム（マイクロホンが取り付けられたイヤホンをいう。）等の職員間の連絡調整の迅速化に資するICT機器
　（※）ビジネス用のチャットツールの活用による職員間の連絡調整の迅速化に資するICT機器も含むものであること。
　　c 介護記録ソフトウェアやスマートフォン等の介護記録の作成の効率化に資するICT機器（複数の機器の連携も含め、データの入力から記録・保存・活用までを一体的に支援するものに限る。）
　また、介護機器の選定にあたっては、事業所の現状の把握及び業務面において抱えている課題の洗い出しを行い、業務内容を整理し、職員それぞれの担うべき業務内容及び介護機器の活用方法を明確化した上で、洗い出した課題の解決のために必要な種類の介護機器を選定すること。
　なお、aの機器を居室に設置する際には、利用者のプライバシーに配慮する観点から、利用者又は家族等に必要な説明を行い、同意を得ることとし、機器の運用については、当該利用者又は家族等の意向に応じ、機器の使用を停止するなどの運用は認められるものである。

2 職員間の適切な役割分担について
　業務内容の明確化や見直しを行い、職員間の適切な役割分担を実施すること。
　例えば、以下のことが対応として想定されるものであるが、利用者の安全並びに介護サービスの質の確保及び職員の負担軽減に資する方策を検討するための委員会（以下「委員会」という。）において、現場の状況に応じた必要な対応を検討すること。
  ・負荷が集中する時間帯の業務を細分化し個人に集中することがないよう平準化すること
  ・特定の介護職員が利用者の介助に集中して従事することのできる時間帯を設けること
  ・いわゆる介護助手の活用（食事等の準備や片付け、清掃、ベッドメイク、ごみ捨て等、利用者の介助を伴わない業務を集中的に実施する者を設けるなどの取組）を行うこと
  ・利用者の介助を伴わない業務の一部を外注すること

3 委員会における安全対策等の検討及び取組状況の定期的な確認について
　委員会は、現場職員の意見が適切に反映されるよう、管理者だけでなく、ケアを行う職員を含む幅広い職種やユニットリーダー等が参画するものとする。
　委員会では、次の（1）から（5）までの事項を確認しながら、ケアを行う職員等の意見を尊重しつつ、必要に応じて利用者の安全並びに介護サービスの質の確保及び職員の負担軽減を図る取組の改善を図り、少なくとも三月以上試行すること。

（1）「利用者の安全及びケアの質の確保」について
　①見守り機器等から得られる離床の状況、睡眠状態やバイタルサイン等の情報を基に、介護職員、看護職員、介護支援専門員その他の職種が連携して、見守り機器等の導入後の利用者等の状態が維持されているか確認すること。
　②利用者の状態の変化等を踏まえた介護機器の活用方法の変更の必要性の有無等を確認し、必要な対応を検討すること。
　③見守り機器を活用する場合、安全面から特に留意すべき利用者については、定時巡回の実施についても検討すること。
　④介護機器の使用に起因する施設内で発生した介護事故又はヒヤリ・ハット事例（介護事故には至らなかったが介護事故が発生しそうになった事例をいう。）（以下「ヒヤリ・ハット事例等」という。）の状況を把握し、その原因を分析して再発の防止策を検討すること。
（2）「従業者の負担の軽減及び勤務状況への配慮」について
　実際に勤務する職員に対して、アンケート調査やヒアリング等を行い、介護機器等の導入後における次の①から③までの内容をデータ等で確認し、適切な人員配置や処遇の改善の検討等が行われていること。
　①ストレスや体調不安等、職員の心身の負担の増加の有無
　②職員の負担が過度に増えている時間帯の有無
　③休憩時間及び時間外勤務等の状況
（3）「緊急時の体制整備」について
　緊急参集要員（概ね30分以内に駆けつけることを想定）をあらかじめ設定するなど、緊急時の連絡体制を整備していること。

(4)「介護機器の定期的な点検」について
次の①及び②の事項を行うこと。
　①日々の業務の中で、あらかじめ時間を定めて介護機器の不具合がないことを確認するなどの不具合のチェックを行う仕組みを設けること。
　②使用する介護機器の開発メーカーと連携し、定期的に点検を行うこと。
(5)職員に対する研修について
　介護機器の使用方法の講習やヒヤリ・ハット事例等の周知、その事例を通じた再発防止策の実習、職員間の適切な役割分担（特定の介護職員が利用者の介助に集中して従事することのできる時間帯を設けることやいわゆる介護助手の活用等）による業務の効率化等を図るために必要な職員研修等を定期的に行うこと。

4　介護サービスの質の確保及び職員の負担軽減が行われていることの確認について
　介護サービスの質の確保及び職員の負担軽減が行われていることの確認については、三月以上実施する試行の前後を比較（(4)の職員のモチベーションの変化に係る調査は試行の後の調査のみ実施）することにより次の（1）から（4）の事項が確認される必要があること。
　（1）、（3）及び（4）については全ての介護職員を、（2）については、全ての利用者を調査の対象とすること。
　この場合、比較する対象者は、原則として（1）から（4）の項目の調査について、三月以上実施する試行の前後の調査をともに

受けている同一の利用者及び介護職員とすること。なお、介護職員が育児・介護休業法等による育児・介護等の短時間勤務制度を利用する場合や「治療と仕事の両立ガイドライン」に沿って事業者が設ける短時間勤務制度等を利用する場合等、試行期間中に勤務形態に変更が生じる場合についても、比較の対象から除くこと。

また、（2）及び（4）の項目について、「悪化が見られないこと」とは、試行前後の比較により数値が下がっていないことをいうものであるが、数値の低下の要因が試行に伴うものではない事象によるものであることが明らかな場合については当該事象の発生した利用者等について、調査の集計対象から除くことは差し支えない。

また、試行開始後に災害の発生や感染症の拡大に伴い、試行の継続が困難な場合については、試行を一時的に中断し、後日試行を再開することは差し支えない。この場合、中断前の試行期間と再開後の試行期間の合計が三月以上となるようにすること。

（1）介護職員の総業務時間に占める利用者のケアに当てる時間の割合が増加（※）していること

　　別添1の職員向け調査票（省略、218～221ページ別添4と同じ）により、5日間の自記式又は他記式によるタイムスタディ調査を実施すること。

　　（※）タイムスタディ調査の結果をもとに、調査対象者全体の業務時間の総和を計算し、また、業務時間の総和について「直接介護、間接業務、余裕時間、休憩・待機・その他」の4類型に分類すること。類型毎に調査対象者全体の業

務時間の総和に対する割合（％）を計算し、その結果、直接介護の総業務時間に対する割合が試行前後で増加していることを確認すること。

（２）利用者の満足度等に係る指標において、本取組による悪化が見られないこと

別添２の利用者向け調査票によりＷＨＯ－５調査（利用者における満足度の変化）の実施及び生活・認知機能尺度の確認を行うこと。

（３）総業務時間及び当該時間に含まれる超過勤務時間が短縮していること

別添３の施設向け調査票により、試行の前後における１月当たりの総業務時間及び超過勤務時間を比較（※）すること。なお、試行実施前の勤務状況は、試行開始前の直近の同月又は試行を開始した月の前月の勤務状況とすること。

労働時間の把握については、原則として、タイムカード、パーソナルコンピュータ等の電子計算機の使用時間（ログインからログアウトまでの時間）の記録等の客観的な記録（賃金台帳に記入した労働時間数を含む）により把握する必要があること。

（※）総業務時間及び超過勤務時間は調査対象者全体の平均値（少数点第１位まで）を比較すること。

（４）介護職員の心理的負担等に係る指標において、本取組による悪化が見られないこと

別添４の職員向け調査票よりＳＲＳ-18調査（介護職員の心理的負担の変化）及び職員のモチベーションの変化に係る調査を実施すること。

5 指定権者への届出等について

　人員配置基準の特例的な柔軟化の申請に当たっては、１から３の取組の開始後、これらを少なくとも三月以上試行することとし、試行期間中においては通常の人員配置基準を遵守すること（※）。また、上記４により、三月以上実施する試行の前後を比較し、委員会において安全対策や介護サービスの質の確保、職員の負担軽減が行われていることをデータ等で確認した上で、指定権者に別紙１「特定施設等における生産性向上に先進的に取り組む場合における人員配置基準の特例的な柔軟化の適用に係る届出書」（以下「届出書」という。）を届け出ること。また、届出書の備考１に規定する各種指標に関する調査結果のデータとして別紙２を添付すること。

　なお、本基準の適用に当たっては、届出書により、試行を行った結果として指定権者に届け出た人員配置を限度として運用する必要があること。

　また、当該届出後においても、委員会を三月に一回以上開催し、上記３の取組を継続して実施すること。

　あわせて、柔軟化された人員配置基準の適用後、１年以内ごとに１回、上記４の事項について調査を実施し、委員会において、柔軟化された人員配置基準の適用を開始する際に確認した安全対策や介護サービスの質の確保、職員の負担軽減が維持されていることを確認した上で、指定権者に届出書を提出すること。

　なお、届出した人員配置より少ない人員配置を行う場合には、改めて試行を行い、指定権者に届出書を提出するものとする。また、過去２年以内に行政指導等を受けている場合は、当該指導等

に係る事項について改善している旨を指定権者に届出（別紙１に記載欄あり）することとする。

また、厚生労働省が行うケアの質や職員の負担への影響に関する調査・検証等への協力に努めること。

（※）試行中は、通常の人員配置基準を満たすよう職員を配置した上で、一定数の職員は業務を行わず、施設内で待機している状態で試行を実施。

６ 指定権者における届出内容の確認について

指定権者においては、上記４の取組の内容について、委員会の議事概要で確認し、必要に応じて取組内容が確認できる資料（調査票の原本、取組計画や結果が分かる資料等）の提出を求めること。

また、厚生労働省において、施行後の状況を把握し、ケアの質や職員の負担にどのような影響があるのか検証することとしているので、指定権者においては、調査に協力すること。

７ 厚生労働省への報告

指定権者においては、当面の間、５に基づいて届出があった場合については、届出があった旨を厚生労働省老健局高齢者支援課介護業務効率化・生産性向上推進室あてに随時報告を行うこと。

８ その他

令和６年３月を目途に「介護ロボットのパッケージ導入モデル～介護ロボット取組事例集～（以下「事例集」という。）」の改定を

予定しているところであり、今般の生産性向上に先進的に取り組む特定施設等に係る人員配置基準の見直しに当たって、令和4年度及び令和5年度に国が行った実証に参加した特定施設の取組を新規で掲載することとしている。取組に当たっては、改定後の事例集も参考にされたい。

（別紙1）　　　　　　　　　　　　　　　　　　　　令和　年　月　日

特定施設等における生産性向上に先進的に取り組む場合における
人員配置基準の特例的な柔軟化の適用に係る届出書

事 業 所 名	
異動等区分	1　新規報告　2　経過報告　3　変更報告　4　終了報告
施設種別	1　特定施設入居者生活介護　　　2　地域密着型特定施設入居者生活介護 3　介護予防特定施設入居者生活介護

① 以下のⅰ～ⅲの項目の機器をすべて使用
　ⅰ　入所（利用）者全員に見守り機器を使用　☐
　ⅱ　職員全員がインカム等のICTを使用　☐
　ⅲ　介護記録ソフト、スマートフォン等の介護記録の作成の効率化に資するICTを使用　☐
（導入機器）

名　　称	
製造事業者	
用　　途	

② 職員間の適切な役割分担（いわゆる介護助手の活用等）の取組等を実施　☐

③ 利用者の安全並びに介護サービスの質の確保及び職員の負担軽減に資する方策を検討するための委員会（以下「委員会」という。）において、以下のすべての項目について必要な検討を行い、当該項目の実施を確認した上で、少なくとも3か月以上の試行を実施

　ⅰ　①の機器を利用する場合における利用者の安全やケアの質の確保　☐
　ⅱ　職員に対する十分な休憩時間の確保等の勤務・雇用条件への配慮　☐
　ⅲ　緊急時の体制整備（近隣在住職員を中心とした緊急参集要員の確保等）　☐
　ⅳ　機器の不具合の定期チェックの実施（メーカーとの連携を含む）　☐
　ⅴ　業務の効率化、ケアの質の確保、職員の負担軽減を図るための
　　　職員に対する教育の実施　☐

④ 3か月以上の試行の実施後、委員会において、介護サービスの質の確保及び職員の負担軽減が行われていることをデータにより確認
 ⅰ 介護職員の総業務時間に占める利用者のケアに当てる時間の割合が増加していること ☐
 ⅱ 利用者の満足度等に係る以下の指標において、本取組による悪化が見られないこと
  ア WHO-5 ☐
  イ 生活・認知機能尺度 ☐
 ⅲ 総業務時間及び当該時間に含まれる超過勤務時間が短縮していること ☐
 ⅳ 介護職員の心理的負担等に係る以下の指標において、本取組による悪化が見られないこと
  ア SRS-18 ☐
  イ モチベーションに係る調査 ☐

⑤ 介護サービスの質の確保及び職員の負担軽減が行われていることが確認された人員配置の状況
 （試行実施前の人員配置）　※常勤換算方式
 利用者（3人）：介護職員（看護職員との合計）　　　　　3（人）：☐（人）

 （試行により⑤が確認された人員配置）　※常勤換算方式
 利用者（3人）：介護職員（看護職員との合計）　　　　　3（人）：☐（人）

⑥ 過去2年の期間において、行政指導等を受けていないこと。 ☐
 → 行政指導等を受けている場合において、当該事項について改善していること ☐

⑦ 柔軟化された人員配置基準の適用後、1年以内ごとに1回の状況報告時点における人員配置の状況　※1年以内ごとに1回の状況報告の場合のみ記載する項目
 ※常勤換算方式
 利用者（3人）：介護職員（看護職員との合計）　　　　　3（人）：☐（人）

備考1　③及び④の要件を満たすことが分かる委員会の議事概要及び④の要件に関する各種指標に係る調査結果のデータ（別紙2）を提出すること。
　　　　このほか要件を満たすことが分かる根拠書類を準備し、指定権者からの求めがあった場合には、速やかに提出すること。
備考2　柔軟化された人員配置基準の適用後、1年以内毎に、④及び⑦の状況について報告をすること（①から③及び⑤の記載は不要）。
備考3　届出内容については、厚生労働省老健局高齢者支援課に情報共有し、本制度の施行状況の把握等を行うこととしている。

(別紙2)　　　　　　　　　　　　　　　　　　　　　　　　令和　年　月　日

特定施設等における生産性向上に先進的に取り組む場合における
人員配置基準の特例的な柔軟化の適用に係る届出書（調査結果）

事業所名	

試行の実施期間（3か月以上の実施が要件）

試行実施期間	令和　年　月　～　令和　年　月

1　タイムスタディ調査　（※）5日間の調査

事前調査時期	令和　年　月	事後調査時期	令和　年　月

①-1　日中（事前調査）　調査対象人数　人

類型	直接介護	間接業務	余裕時間	休憩・待機・その他
割合（%）				

調査対象者の業務時間の総和　[　　　]　時間（少数点第1位まで記載）

①-2　日中（事後調査）　調査対象人数　人

類型	直接介護	間接業務	余裕時間	休憩・待機・その他
割合（%）				

調査対象者の業務時間の総和　[　　　]　時間（少数点第1位まで記載）

②-1　夜間（事前調査）　調査対象人数　人

類型	直接介護	間接業務	余裕時間	休憩・待機・その他
割合（%）				

調査対象者の業務時間の総和　[　　　]　時間（少数点第1位まで記載）

②-2　夜間（事後調査）　調査対象人数　人

類型	直接介護	間接業務	余裕時間	休憩・待機・その他
割合（%）				

調査対象者の業務時間の総和　[　　　]　時間（少数点第1位まで記載）

総業務時間に占める直接介護の時間の割合が増加していることの確認　□

2　利用者の満足度の変化

事前調査時期	令和　年　月	事後調査時期	令和　年　月

①-1　WHO-5（事前調査）　調査対象人数　人

点数区分	0点～6点	7点～13点	14点～19点	20点～25点
人数				

①-2　WHO-5（事後調査）　調査対象人数　人

点数区分	0点～6点	7点～13点	14点～19点	20点～25点
人数				

調査対象者に関して、数値が悪化していないことの確認　□

②-1　生活・認知機能尺度（事前調査）　調査対象人数　人

点数区分	7点～14点	15点～21点	22点～28点	29点～35点
人数				

②-2　生活・認知機能尺度（事後調査）　調査対象人数　　人

点数区分	7点～14点	15点～21点	22点～28点	29点～35点
人数				

調査対象者に関して、数値が悪化していないことの確認　□

3　総業務時間及び当該時間に含まれる超過勤務時間の変化　調査対象人数　　人

対象期間	(事前)令和　年　月	(事後)令和　年　月
総業務時間		

対象期間	(事前)令和　年　月	(事後)令和　年　月
超過勤務時間		

（※）一月あたりの時間数（調査対象者平均、小数点第1位まで記載）

総業務時間及び超過勤務時間が短縮していることの確認　□

（3の参考）年次有給休暇の取得状況　調査対象人数　　人

対象期間	3の事後調査を実施した月を基準とする直近1年間
年次有給休暇取得日数	

（※）対象期間における調査対象者の取得した年次有給休暇の日数（調査対象者平均、小数点第1位まで記載）（日）

4　介護職員の心理的負担等の変化

事前調査時期	令和　年　月	事後調査時期	令和　年　月

①-1　SRS-18（事前調査）　調査対象人数　　人

点数区分	0点～7点	8点～19点	20点～31点	32点～54点
人数				

①-2　SRS-18（事後調査）　調査対象人数　　人

点数区分	0点～7点	8点～19点	20点～31点	32点～54点
人数				

調査対象者に関して、数値が悪化していないことの確認　□

②-1　モチベーションの変化（事前調査）　調査対象人数　　人

点数区分	-3点～-1点	0点	1点～3点
仕事のやりがい	人	人	人
職場の活気	人	人	人

②-2　モチベーションの変化（事後調査）　調査対象人数　　人

点数区分	-3点～-1点	0点	1点～3点
仕事のやりがい	人	人	人
職場の活気	人	人	人

調査対象者に関して、数値が悪化していないことの確認　□

備考　詳細については、別途通知（「指定居宅サービス等の事業の人員、設備及び運営に関する基準」等における生産性向上に先進的に取り組む特定施設等に係る人員配置基準の留意点について」）を参照すること。

利用者向け調査票

別添2

施設名		利用者番号		記入日	年　月　日

1. 対象利用者概要

性別	1：男　2：女	年齢	才
要介護度	1：要介護1　　2：要介護2　　3：要介護3　　4：要介護4　　5：要介護5 6：自立・要支援　　7：その他（要支援・区分申請中等）			

2. 対象利用者の生活・認知機能尺度

1-① 身近なもの（たとえば、メガネや入れ歯、財布、上着、鍵など）を置いた場所を覚えていますか
※介護者が一緒に探しているなど、一人で探す様子が分からない場合は、もし一人で探すとしたらどうかを想定して評価してください

5	常に覚えている
4	たまに（週1回程度）忘れることはあるが、考えることで思い出せる
3	思い出せないこともあるが、きっかけがあれば自分で思い出すこともある（思い出せることと思い出せないことが同じくらいの頻度）
2	きっかけがあっても、自分では置いた場所をほとんど思い出せない
1	忘れたこと自体を認識していない

1-② 身の回りに起こった日常的な出来事（たとえば、食事、入浴、リハビリテーションや外出など）をどのくらいの期間、覚えていますか ※最近1週間の様子を評価してください

5	1週間前のことを覚えている
4	1週間前のことは覚えていないが、数日前のことは覚えている
3	数日前のことは覚えていないが、昨日のことは覚えている
2	昨日のことは覚えていないが、半日前のことは覚えている
1	全く覚えていられない

② 現在の日付や場所等についてどの程度認識できますか
※上位レベルのことと下位レベルのことが両方でき、上位と下位の間の項目ができない場合には、上位レベルのほうを選び回答してください　例：1と3に該当し、2に該当しない場合⇒1を選択する

5	年月日はわかる（±1日の誤差は許容する）
4	年月日はわからないが、現在いる場所の種類はわかる
3	場所の名称や種類はわからないが、その場にいる人が誰だかわかる（家族であるか、介護者であるか、看護師であるか等）
2	その場にいる人が誰だかわからないが、自分の名前はわかる
1	自分の名前がわからない

③ 誰かに何かを伝えたいと思っているとき、どれくらい会話でそれを伝えることができますか
※「会話ができる」とは、2者の意思が互いに疎通できている状態を指します

5	会話に支障がない（「〇〇だから、××である」といった2つ以上の情報がつながった話をすることができる）
4	複雑な会話はできないが、普通に会話はできる（「〇〇だから、××である」といった2つ以上の情報がつながった話をすることはできない）
3	普通に会話はできないが、具体的な欲求を伝えることはできる（「痛い」「お腹が空いた」などの具体的な要求しか伝えられない）
2	会話が成り立たないが、発語はある（発語はあるが、簡単な質問に対して適切な回答ができなかったり、何を聞いても「うん」とだけ答える）
1	発語がなく、無言である

④	一人で服薬ができますか ※服薬していなかったり、介護者が先に準備しているなど、実際の服薬能力が分からない場合は、一人で服薬する場合を想定して評価してください
5	自分で正しく服薬できる
4	自分で用意して服薬できるが、たまに(週1回程度)服薬し忘れることがある
3	2回に1回は服薬を忘れる
2	常に薬を手渡すことが必要である
1	服薬し終わるまで介助・みまもりが必要である

⑤	一人で着替えることができますか ※まひ等により身体が不自由で介助が必要な場合は、障害がない場合での衣服の機能への理解度を想定して評価してください
5	季節や気温に応じた服装を選び、着脱衣ができる
4	季節や気温に応じた服装選びはできないが、着る順番や方法は理解し、自分で着脱衣ができる
3	促してもらえれば、自分で着脱衣ができる
2	着脱衣の一部を介護者が行う必要がある
1	着脱衣の全てを常に介護者が行う必要がある

⑥	テレビやエアコンなどの電化製品を操作できますか ※テレビが無い場合は、エアコンで評価してください いずれもない場合は、電子レンジ、ラジオなどの電化製品の操作で評価してください
5	自由に操作できる(「複雑な操作」も自分で考えて行うことができる)
4	チャンネルの順送りなど普段している操作はできる(「単純な操作」であれば自分で行うことができる)
3	操作間違いが多いが、操作方法を教えてもらえれば使える(「単純な操作」が分からないことがあるが、教えれば自分で操作することができる)
2	リモコンを認識しているが、リモコンの使い方が全く分からない(何をする電化製品かは分かるが、操作を教えても自分で操作することはできない)
1	リモコンが何をするものか分からない

3. 対象利用者におけるQOLの変化

QOLの変化 ※出典:WHO-5 精神的健康状態表

最近2週間、利用者の状態に最も近いものに〇をつけてください

		いつも	ほとんどいつも	半分以上の期間を	半分以下の期間を	ほんのたまに	まったくない
1	明るく、楽しい気分で過ごした	5	4	3	2	1	0
2	落ち着いた、リラックスした気分で過ごした	5	4	3	2	1	0
3	意欲的で、活動的に過ごした	5	4	3	2	1	0
4	ぐっすりと休め、気持ちよく目覚めた	5	4	3	2	1	0
5	日常生活の中に、興味のあることがたくさんあった	5	4	3	2	1	0

以上です。ご回答ありがとうございました。

施設向け調査票（労働時間調査票）

別添3

例：令和5年

入職前など、1か月間のすべてで勤務がない場合は"—"と記載ください。

職員番号	●月 所定総労働時間	●月 総実労働時間	●月 所定総労働時間	●月 総実労働時間	●月 所定総労働時間	●月 総実労働時間	●月 所定総労働時間	●月 総実労働時間	●月 所定総労働時間	●月 総実労働時間	●月 所定総労働時間	●月 総実労働時間	●月 所定総労働時間	●月 総実労働時間	●月 所定総労働時間	●月 総実労働時間	年間の有給休暇の取得日数
1																	
2																	
3																	
4																	
5																	
6																	
7																	
8																	
9																	
10																	
11																	
12																	
13																	
14																	
15																	
16																	
17																	
18																	
19																	
20																	
21																	
22																	
23																	
24																	
25																	
26																	
27																	
28																	
29																	
30																	

第6章 | 資料編

職員向け調査票

別添4

施設名		職員番号	記入日
			年　月　日

1. 職員概要

事前・事後

性別	1:男　2:女	年齢階級	10歳代　・　20歳代　・　30歳代　・　40歳代　・　50歳代　・　60歳代　・　70歳代〜
役職	1:経営層　　2:管理者・リーダー　　3:一般職　　4:その他（　　　　　）			
現状の職種での経験年数	年　ヶ月			

2. 心理的負担評価

※出典:心理的ストレス反応測定尺度(Stress Response Scale-18)

事前・事後

※ この設問では、普段の心理的な状態についてお伺いします。それぞれ、あてはまるもの1つに〇をつけてください。

	全くちがう	いくらかそうだ	まあそうだ	その通りだ
1 怒りっぽくなる	0	1	2	3
2 悲しい気分だ	0	1	2	3
3 なんとなく心配だ	0	1	2	3
4 怒りを感じる	0	1	2	3
5 泣きたい気持ちだ	0	1	2	3
6 感情を抑えられない	0	1	2	3
7 くやしい思いがする	0	1	2	3
8 不愉快だ	0	1	2	3
9 気持ちが沈んでいる	0	1	2	3
10 いらいらする	0	1	2	3
11 いろいろなことに自信がない	0	1	2	3
12 何もかもいやだと思う	0	1	2	3
13 よくないことを考える	0	1	2	3
14 話や行動がまとまらない	0	1	2	3
15 なぐさめて欲しい	0	1	2	3
16 根気がない	0	1	2	3
17 ひとりでいたい気分だ	0	1	2	3
18 何かに集中できない	0	1	2	3

3. テクノロジーの導入等によるモチベーションの変化

事後のみ

※ この設問では、テクノロジーの導入等の前後のモチベーションの変化についてお伺いします。

		←減少したと感じる					増加したと感じる→	
1	テクノロジー導入等による、仕事のやりがいの変化	-3	-2	-1	0	1	2	3
2	テクノロジー導入等による、職場の活気の変化	-3	-2	-1	0	1	2	3

職員向け調査票は以上です。

介護サービス生産性向上ガイド
介護現場の悩みを解消するケア効率化の手法

2024 年 11 月 18 日　初版第 1 刷発行

企画・編集　　日経ヘルスケア
発行者　　　　田島 健
発　行　　　　株式会社日経BP
発　売　　　　株式会社日経BPマーケティング
　　　　　　　〒105-8308　東京都港区虎ノ門 4-3-12

表紙・カバー　　株式会社ランタ・デザイン
デザイン・制作　株式会社ユーホーワークス
印刷・製本　　　TOPPANクロレ株式会社

©Nikkei Business Publications, Inc. 2024 Printed in Japan
ISBN 978-4-296-20663-6

●本書の無断複写・複製（コピー等）は著作権法上の例外を除き、禁じられています。購入者以外の第三者による電子データ化および電子書籍化は、私的使用を含め一切認められておりません。
●本書籍に関するお問い合わせ、ご連絡は下記にて承ります。
　https://nkbp.jp/booksQA